Emil Pfaff

Das menschliche Haar in seiner physiologischen, pathologischen und forensischen Bedeutung

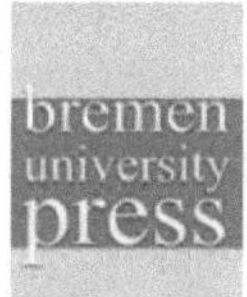

Emil Pfaff

Das menschliche Haar in seiner physiologischen, pathologischen und forensischen Bedeutung

ISBN/EAN: 9783955620660

Auflage: 1

Erscheinungsjahr: 2013

Erscheinungsort: Bremen, Deutschland

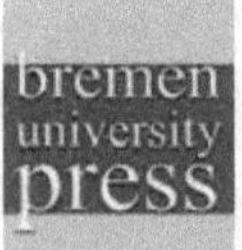
bremen
university
press

Das

menschliche Haar

in seiner

physiologischen, pathologischen und forensischen Bedeutung,

nebst den

Grundzügen einer rationellen Therapie der Haarleiden.

Nach eigenen microscopischen Studien

bearbeitet von

Dr. Emil Richard Pfaff,

Königl. Sächsischem Bezirksarzte und Mitgliede mehrerer gelehrten Gesellschaften.

Mit 100 Original-Zeichnungen auf XIV lithographirten Tafeln.

Zweite vermehrte Auflage.

Leipzig

Verlag von Otto Wigand.

1869.

Vorwort zur zweiten Auflage.

In die Lehre von den Haaren haben sich nach und nach so viele Irrthümer eingeschlichen, dass man sich bei eingehenderem Studium über die Menschenhaare in der That wundern muss, bei dem gegenwärtigen Standpunkte der Wissenschaft in einigen sonst vortrefflichen Handbüchern der Physiologie noch Ansichten hierüber vertreten zu finden, welche als veraltet zu betrachten sind und durch die Microscopie gründlich widerlegt werden. Die Verbreitung dieser irrigen Anschauungen ist in Betracht des geringen Interesses, welches die Männer der Wissenschaft neuerdings dem Studium der Haare zugewendet haben, nur dadurch zu erklären, dass ein Autor von dem anderen entlehnte, was er selbst zu studiren nicht für nöthig erachtete.

Unter diesen Umständen, und zunächst veranlasst durch das Fehlen einer wissenschaftlichen Anleitung zur forensischen Begutachtung der Haare fasste ich den Entschluss, zur Ausfüllung dieser Lücke in der Medicina forensis meine Beobachtungen über die forensische Bedeutung der menschlichen Haare zu veröffentlichen und dadurch dem angehenden Gerichtsarzte einen compendiösen Leitfaden in die Hand zu geben, welcher nicht nur zu eigenen Studien über das Haar anregen soll, sondern auch in zweifelhaften Fällen zum Rathgeben und Vergleichen benutzt werden kann. Dass ich dieser Anleitung aber die Resultate meiner Forschungen über die physiologische und pathologische Bedeutung der Haare vorausschickte, war zum Verständniss des forensischen Theils um so mehr nothwendig, als das in Rede stehende Gebiet, wie erwähnt, in neuerer Zeit von Fachmännern ziemlich stiefmütterlich behandelt wurde.

Was die beigegebenen Original-Zeichnungen betrifft, so sind sie vom Verfasser selbst getreu nach dem Microscop entworfen worden.

Seit dem Erscheinen der ersten Auflage dieser Schrift im Jahre 1866, die sich, wie aus den zahlreichen Recensionen in wissenschaftlichen Zeitschriften zu ersehen ist, einer überaus günstigen Aufnahme erfreute, gingen mir von Seiten mehrerer Collegen des In- und Auslandes, die sich zu Specialisten für Haarleiden heranzubilden beabsichtigten, Aufforderungen zu, bei Gelegenheit einer zweiten Auflage, der speciellen Therapie der Haarkrankheiten wenigstens in einigen Grundzügen Rechnung zu tragen.

Diesen Wünschen bin ich nachgekommen, indem ich ein Verzeichniss der von mir geprüften Arzneimittel, deren Anwendung bei Haarleiden empfehlenswerth ist, zusammenstellte und das von mir befolgte therapeutische Verfahren bei den in der ärztlichen Praxis am häufigsten vorkommenden Formen von Haarleiden in einem IV. Abschnitte niederlegte.

Unsere Materia medica lieferte hierzu eine so geringe Ausbeute, dass ich mich namentlich in der Literatur des Orients, wo dem Gegenstande grössere Aufmerksamkeit zugewendet wurde, umsehen musste, und hier war es wieder die arabische Literatur, wo sich der Gegenstand wenigstens einigermaassen vertreten fand. Ich habe daher im IV. Abschnitte die arabischen Autoren und einige Griechen namhaft gemacht, welche die Wirkung von Arzneistoffen auf das Haarleben beobachteten.

Und so hoffe ich in dieser zweiten Auflage den verehrten Herren Collegen die gewünschten pharmacodynamischen und speciell therapeutischen Winke an die Hand zu geben, von denen ausgehend sie in vorkommenden Fällen ihr practisches Verfahren einleiten und weiter ausbilden können.

Dresden, 1869.

Dr. E. R. Pfaff.

Inhalt.

II. Pathologischer Theil.

III. Forensischer Theil.

IV. Therapeutischer Theil.

I.

Anatomisch-physiologischer Theil.

§ 1.

Die Verschiedenheit der Haare und ihre Maasse.

Ein in neuester Zeit nur wenig bearbeitetes Gebiet der Physiologie und Medicina forensis bietet das menschliche Haar, und doch findet sich an den Haaren der verschiedenen Körpertheile, ja sogar an den Haaren einer und derselben Categorie eine so grosse Mannichfaltigkeit und Verschiedenheit in den Formen, dass ich unter Tausenden von Haaren, die ich zur Bearbeitung dieser Schrift unter dem Microscope beobachtete, nicht zwei gefunden habe, welche einander vollkommen gleich waren, ebenso wenig, wie man in der Natur zwei vollkommen gleiche Blätter, oder unter den Menschen zwei vollkommen gleiche Gesichter findet.

Durch diese ausserordentliche Verschiedenheit in den Haarformen ist es nun wohl erklärlich, warum die anatomisch-physiologischen Forschungen über das Haar nicht nur von Seiten älterer, sondern auch neuerer Beobachter zu so verschiedenen und sogar in den wichtigsten Punkten differirenden Resultaten geführt haben, eine Thatsache, welche bei den früheren Forschern, wie Boerhave, Ludwig, Withof, Winslow, Mascagni u. A. in Betracht der Unvollkommenheit der damals gebräuchlichen Microscope weniger Wunder nehmen kann, als bei den neueren Beobachtern, welche heutzutage fast ohne Ausnahme mit guten, ja sogar vorzüglichen Instrumenten ausgerüstet sind.

So gross diese Verschiedenheit unter den Haarformen aber auch ist, so lassen sich doch gewisse Eigenschaften nachweisen, welche den Haaren bestimmter Gegenden characteristisch zukommen, und diese Eigenschaften sind insgesammt bedingt durch die äusseren Einflüsse und Einwirkungen, welchen das die Haut des Menschen bedeckende Haar an bestimmten Parthieen des Körpers ausgesetzt ist. Die topographische Eintheilung der Haare, d. h. die Bezeichnung derselben nach ihrem Standorte ist daher, wie wir weiter unten nachweisen werden, in wissenschaftlicher, wie in praktischer, insbesondere forensischer Beziehung vollkommen zweckentsprechend.

Die Haare des Menschen sind mehr oder weniger lange, dünne, bald cylindrisch, bald eckig geformte, harte, aber elastische und biegsame, zum Theil spitz zulaufende, zum Theil aber auch in Keulenform endigende, unempfindliche Fäden von Hornsubstanz, welche im normalen Zustande nur aus der äussern Haut, und zwar bald dichter, bald zerstreuter, sowie in sehr verschiedener Stärke und Länge hervorwachsen.

Nach den von mir angestellten micrometrischen Messungen ist die mittlere Stärke der an verschiedenen Stellen des menschlichen Körpers vorkommenden Haare folgende:

Lanugo von einem Säugling.	0,008—0,01 Mm.
Lanugo vom Arme eines Mädchens . .	0,015 Mm.
Lanugo von der Oberlippe einer Frau .	0,018 Mm.
Haar vom Arme eines Mannes	0,03—0,04 Mm.
Augenwimper (Cilia) eines Mannes . .	0,04 Mm.
Tragi	0,045 Mm.
Capilli des Weibes	0,06 Mm.
Haar von der Hand eines Mannes. . .	0,07 Mm.
Capilli des Mannes	0,08 Mm.
Vibrissae des Mannes.	0,08 Mm.
Pubes (männlich)	0,11 Mm.
Supercilia des Mannes	0,12 Mm.
Mystax	0,13—0,14 Mm.

Pubes (weiblich) . . . . 0,15 Mm.
Julus . . . . 0,15 Mm.
Glandebalae. . . . . 0,15 Mm.
Schweinsborste (zur Vergleichung) . . 0,27 Mm.

Die Maassdurchschnitte gelten jedoch nur von denjenigen Haaren, welche regelmässig cylindrisch geformt sind, während man von allen im Durchschnitte elliptisch oder unregelmässig eckig gestalteten Haaren zwei Durchmesser bestimmen möchte, ähnlich wie bei der micrometrischen Messung der elliptischen Blutkörperchen der Vögel, Fische und Reptilien. Je plattgedrückter nun das Haar ist, desto mehr ist es geneigt, sich zu kräuseln, und wir finden daher meist bei Lockenköpfen eine entschieden ausgeprägte elliptische Form der Haare. Am deutlichsten fällt jedoch dieser Unterschied in die Augen, wenn man die Kopf- und Schaamhaare eines Menschen vergleicht, welcher schlichtes Haupthaar, dagegen stark gekräuselte Pubes hat. Die Haupthaare sind in diesem Falle meist cylindrisch, die Schaamhaare dagegen plattgedrückt.

Bei der micrometrischen Bestimmung der Haardurchmesser ist aber auch der Umstand in Betracht zu ziehen, dass ein und dasselbe Haar an verschiedenen Stellen bisweilen ganz verschiedene Durchmesser hat, was insbesondere an den Haaren augenfällig ist, welche vermöge ihres Standortes den ununterbrochenen Einwirkungen reichlicher Schweiss-Secretion ausgesetzt sind. Hier beträgt nämlich, wie namentlich auf Tab. IV. sub *c.* und *d.* zu ersehen ist, die Differenz der verschiedenen Durchmesser eines Haares an verschiedenen Stellen, auch ganz abgesehen von der Spitze des Haares, das Zwei-, ja sogar das Dreifache des ursprünglichen Durchmessers, wie er sein würde, wenn das betreffende Haar nicht dem steten Einflusse des Schweisses unterworfen wäre.

§ 2.

Die Eintheilung des Haares.

Man unterscheidet an jedem Haar gewöhnlich als Haupttheile den Schaft und die Wurzel. An dem Schaft unterschied man bisher meist ebenfalls zwei Theile, die Cortical- und die Marksubstanz. Allein diese Eintheilung kann uns bei eingehender Betrachtung des Menschenhaares in physiologischer Hinsicht keineswegs genügen, da die Cortical-Substanz, wenn sie auch aus einer homogenen Materie, nämlich feinen Hornfasern besteht, doch an verschiedenen Stellen eine verschiedene Anordnung dieser Hornfasern zeigt. Ich finde nämlich an der Cortical-Substanz drei verschieden organisirte Theile und zwar 1) die äussere Umhüllung des Haares, bestehend aus feinen, meist dachziegelartig übereinander liegenden Epithelium-Schuppen (Tab. I, 1*a*), 2) die äussere Cortical-Substanz (Tab. I, 1b), bestehend aus eng aneinander anliegenden parallelen Hornfasern und 3) die innere Cortical-Substanz (Tab. I, 1*c*), die zwar ebenfalls aus parallelen Hornfasern besteht, jedoch von der äusseren Cortical-Substanz dadurch unterschieden ist, dass diese Hornfasern kleine längliche, röhrenartige Zwischenräume, Luftzellen, zwischen sich lassen und diese Zwischenräume sind um so enger aneinander, je näher man der Mark-Substanz kommt. Wenn man das menschliche Haar ohne vorherige Anwendung chemischer Stoffe unter dem Microscope untersucht, so können diese drei Unterschiede in der Cortical-Substanz leicht übersehen werden, wie dies in der That frühern Beobachtern ergangen ist. Bedient man sich jedoch gewisser Reagentien, mit denen man das menschliche Haar imprägnirt, so wird das Gesagte sehr klar. Legt man nämlich ein menschliches Haar, z. B. ein Barthaar, welches durch einen Schnitt mittelst eines sehr scharfen Messers der Länge nach getheilt worden ist, mit dem einen Ende in englische Schwefelsäure, die man vorher durch Zusatz von etwas Carminpulver roth gefärbt hat, so steigt die rothe Flüssigkeit nach dem bekannten Gesetze der Capillarität in den erwähnten Zwischenräumen der innern Cortical-Substanz nach und nach in die Höhe, wie das Quecksilber in der Röhre des Thermometers, und unter dem Microscope unterscheiden sich dann auf den ersten Blick diese gefärbten Zwischenräume von den ungefärbten oder durch die Säure entfärbten, durchsichtigen Hornfasern. Bei 650facher Linearvergrösserung stellen sich nun diese Zwischenräume mit den hie und da bemerkbaren Verzweigungen fast wie kleine Röhrchen dar (siehe Tab. I, 3), welche, wie weiter unten specieller nachgewiesen werden wird, bei der Aufsaugung von Gasen oder Flüssigkeiten von Seiten des menschlichen Haares, also auch hinsichtlich der Aufsaugung und Uebertragung gewisser Krankheitsstoffe eine wichtige, bisher fast unberücksichtigt gelassene, weil unbemerkt gebliebene Rolle spielen. Diese röhrenförmigen Zwischenräume lassen sich mit ihren Verzweigungen ganz deutlich bis in die letzten Ausläufer der Haarwurzeln verfolgen und bilden somit ein wohlorganisirtes Ganze, ein äusserst feines Röhrensystem, in welchem bei längerer Einwirkung die rothgefärbte Schwefelsäure unaufhaltsam von der Spitze des Haares bis an die Haarwurzeln, ja sogar bis an den mit den feinsten Capillargefäss-Verzweigungen versehenen Grund, mit dem sich die feinsten Haarwurzeln gleichsam amalgamiren, vorwärtsschreitet, bis die rothe Schwefelsäure nach noch längerer Einwirkung auch diesen Grund imprägnirt. Wir erhalten hierdurch ein überaus instructives Bild von dem Vordringen der Flüssigkeit in den Haaren und von dem durch das menschliche Haar vermittelten Uebertragen gewisser Krankheitsstoffe, welche dann angelangt in den feinsten Haarwurzeln, von den Capillargefässen resorbirt und der Blutmasse zugeführt werden, um bestimmte Krankheits-Erscheinungen hervorzurufen, die streng genommen in nichts Anderem als dem Bestreben des Organismus bestehen, sich dieser z. B. durch das Haar in die Blutmasse übertragenen luftförmigen Giftstoffe zu entledigen. Eine genaue anatomisch-physiologische Beobachtung des Haares bietet sonach den Schlüssel zu mancher uns auf andere Weise unerklärlichen pathologischen Erscheinung, insbesondere zu der Art der Uebertragung von Miasmen.

Die äussere Umhüllung des Haares, welche, wie erwähnt, aus feinen, dachziegelartig übereinander liegenden Epithelium-Schuppen besteht (Tab. I, 4), auch an vielen Stellen mit sehr kleinen warzenförmigen Erhabenheiten besetzt ist, erscheint bei allen menschlichen Haaren mehr oder weniger durchsichtig und die auf der äusseren Fläche des Haares befindlichen Erhöhungen sind fast allenthalben nach der Spitze des Haares zu gerichtet. Es erklärt sich hieraus, warum das menschliche Haar sich glatt anfühlt, wenn man es in der Richtung von der Wurzel nach der Spitze zu durch die Finger zieht, dagegen eine offenbar rauhe, an den Haaren einzelner Gegenden sogar an förmliche Widerhaken erinnernde Beschaffenheit hindurchfühlen lässt, wenn man das Haar von der Spitze nach der Wurzel zu durch die Finger zu ziehen versucht. Sehr dunkles Menschenhaar erscheint zwar unter dem Microscope im trockenen Zustande als ganz undurchsichtig, allein theilt man dasselbe mit Hilfe eines sehr scharfen Messers der Länge nach in mehrere Theile, die man auch schon durch blosses Beschaben des Haares erhält, so zeigt sich die Durchsichtigkeit der äussersten Umhüllung des Haares und die durchscheinende Beschaffenheit der Hornfasern, aus welchen die Cortical-Substanz besteht, sehr deutlich.

Die schuppenförmige Epithelialschicht der Haare, welche sich an einzelnen Stellen fortwährend abstösst, wie Epidermisschuppen, ist im gesunden Zustande des Haares stets mit einer von innen nach aussen tretenden Fettschicht bedeckt, welche am stärksten bei schwarzen, am schwächsten bei blonden und weissen Haaren bemerkbar ist, und dem Haare einen grösseren Glanz verleiht, als die rauhe Hornsubstanz der Haardecke erwarten lässt. Daher verliert das Haar seinen Glanz, wenn es mit heissem Wasser oder mit Salmiakgeist etc. abgespült wird. Drückt man ein erst von dem menschlichen Körper entnommenes Haar auf einen gläsernen Objectträger, so bleiben nach Hinwegnahme des Haares längst der Stelle, wo das Haar gelegen, kleine, allerdings nur unter dem Microscope deutlich erkennbare Fettkügelchen zurück. Wo diese Fettschicht fehlt, da muss das Haar künstlich eingeölt oder gesalbt werden. Wir finden daher bei gewissen Krankheiten, in welchen überschüssige Fettstoffe im Blute fehlen, Fettlosigkeit und daher grössere Trockenheit und Sprödigkeit im Haar, eine Erscheinung, die fast nach jeder längeren erschöpfenden Krankheit eintritt und leicht den Verlust des Haupthaares nach sich zieht. Die erwähnten, nach der Spitze des Haares zu gerichteten Erhabenheiten geben in Verbindung mit zunehmender Trockenheit der Haare in langen Krankheiten Veranlassung zu dem sogenannten Verfilzen der Haare, wie überhaupt die Rauhigkeiten der Haare dem Mechanismus des Hutfilzens zu Grunde liegen und das Verfilzen überhaupt möglich machen. Wäre die äussere Bedeckung der Haare ganz glatt, so würde ein Verfilzen derselben ebenso unmöglich sein, wie das Verfilzen feiner Metalldrähte unmöglich ist.

Während die äussere schuppenförmige Umhüllung der Haare aus feinen Hornlamellen besteht, an welchen eine strahlige Textur nicht ersichtlich ist, besteht die äussere, wie innere Cortical-Substanz aus neben einander liegenden Hornfasern, welche eine Dicke von 0,08—0,001 Mm. haben und dem gespaltenen Haare eine longitudinal-strahlige Textur geben. Bei dunklen Haaren wird diese strahlige Textur hin und wieder durch ein dunkles Pigmentzellchen unterbrochen, das ich bisweilen ganz rund, bisweilen aber auch länglich und spindelförmig gefunden habe und das bei blonden Haaren nur ganz schwachgelblich pigmentirt erscheint, bei weissen Haaren jedoch mit den oben erwähnten feinen röhrenförmigen Zwischenräumen leicht verwechselt werden kann.

Die M a r k - S u b s t a n z der Haare (Tab. I, 5) befindet sich nicht immer in der Mitte, sondern auch bisweilen nahe am Rande der Haare, was namentlich bei den plattgedrückten und bei den im Durchschnitt fast dreieckigen Haaren der Fall ist. Manchmal bildet die Mark-Substanz in einem und demselben Haare auch zwei pigmentirte Stränge. Sie besteht aus dicht an einander anliegenden kleinen, bald rundlichen, bald ovalen, überhaupt polymorphen Zellen mit dazwischen verstreuten punktförmigen Körperchen, welche in ihrer Grösse vom kaum Messbaren bis 0,001 Mm. variiren. Im Allgemeinen ist die rundliche Zelle vorherrschend, wovon man sich am besten überzeugt, wenn man ein gespaltenes Barthaar 24 Stunden lang in eine mit Carmin gefärbte Portion Schwefelsäure (Acid. sulphuric. Anglicum) legt. Die Säure löst das Pigment auf und die Zellen erscheinen mit scharfen Contouren in ihrer characteristischen Gestalt und sind nicht mehr undurchsichtig, wie bei einem frischen, eben erst vom

Körper entnommenen Haare, sondern sie sind durchscheinend und in vollster Klarheit zu beobachten. Die Mark-Substanz bildet nicht bei allen Haaren eine von der Spitze bis zur Wurzel fortlaufende Zellen-Anhäufung, sondern es finden sich häufig zellenleere Zwischenräume in derselben, wie auf Tab. I, 5 ersichtlich ist. Diese Zwischenräume sind ausgefüllt mit der Masse der inneren Cortical-Substanz, welche vermöge ihrer strahligen Textur von der vorherrschend rundlichen Zellenformation der Mark-Substanz sehr absticht. Unter diesen Umständen kann man streng genommen von einem Mark-Canale nicht sprechen, da dieser Begriff zu der irrigen Ansicht führen könnte, dass die Mark-Substanz die Mitte des Haares in dessen ganzem Verlaufe einnehmen müsste, was aber, wie erwähnt, durchaus nicht der Fall ist.

§ 3.

Das Weisswerden der Haare.

Nach der bis jetzt allgemein gültigen Meinung der Anatomen und Physiologen hängt das Weisswerden der Haare bei alternden Menschen lediglich von dem Verschwinden des dunklen Pigments in der Mark-Substanz ab und diese Meinung erscheint so plausibel, dass man sie für unumstösslich wahr halten möchte. Dem ist jedoch nicht so, wie ich auf Grund meiner Beobachtungen beweisen kann. Ich habe nämlich viele ganz weisse Menschen-Haupthaare gefunden, welche unter dem Microscope, namentlich gespalten, eine mit ganz dunkelbraunen gefüllten Pigmentzellen versehene Mark-Substanz wahrnehmen liessen. Wie wäre dies aber möglich, höre ich ausrufen, dass ein mit dunkelbraunen Pigmentzellen gefülltes Haar weiss aussehen könnte? — Ganz einfach dadurch, dass die braunen Pigmentzellen wegen Verdichtung der Cortical-Substanz der Haare nicht mehr so durchscheinen, wie früher. Betrachten wir nämlich ein derartiges weisses Haar sorgfältig unter dem Microscope, so erscheint zunächst die grelle weisse Farbe der Cortical-Substanz auffällig und zwar ganz anders, als bei dem hellsten blonden Haare, denn bei dem letzteren geht das Licht, wie man auf den ersten Blick wahrnimmt, durch die Cortical-Substanz hindurch, so dass man je nach der Höher- oder Tieferstellung des Focus sogar die unter der Mark-Substanz befindliche Fläche einstellen kann; von dem weissen Haare wird jedoch das Licht grösstentheils reflectirt und die Cortical-Substanz ist der das Licht zurückwerfende Theil des Haares. In dieser Cortical-Substanz des weissen Haares muss also eine wesentliche Veränderung vorgegangen sein: sie wirft jetzt das Licht zurück, wie dichtes, nur ganz matt durchscheinendes weisses Glas, während sie früher, als das Haar noch braun gefärbt erschien, das Licht nur hindurchgehen liess. Schneiden wir nun das weisse Haar mit der dunkeln Mark-Substanz mit feinen phytotomischen Instrumenten der Länge nach durch, oder schaben wir auch blos mit einem scharfen Messer die äussere Epithelial-Schicht von dem Haare ab, um die Cortical-Substanz genauer beobachten zu können, so werden wir vergeblich nach den oben von mir näher beschriebenen Zwischenräumen zwischen den Hornfasern der inneren Cortical-Substanz suchen: die Hornfasern liegen dicht an einander an und zeigen zwar noch die characteristische longitudinal-strahlige Textur, wenn auch weit undeutlicher, als bei dem braunen oder blonden Haar, aber die in der inneren Cortical-Substanz zerstreuten spindelförmigen Pigmentzellen sind ebenso verschwunden, wie die feinen röhrenförmigen Zwischenräume zwischen den Hornfasern; kurz, die ganze Cortical-Substanz erscheint verschrumpft und stellt sich dem beobachtenden Auge wie eine dichte glasartige, farblose Hornmasse dar.

Dies ist nach meiner, durch zahlreiche Beobachtungen gewonnenen Ueberzeugung neben den weiter unten in § 20 speciell erörterten Causal-Erscheinungen die Hauptursache des Ergrauens und Weisswerdens der Haare, von der sich Jeder leicht ebenfalls überzeugen wird, der nach der angegebenen Verfahrungsart ein weisses Haar von einem nur erst beginnenden Graukopfe, namentlich von einem noch in voller Manneskraft stehenden Menschen entnimmt und microscopisch untersucht. Ich habe gefunden, dass die ersten weissen Haare, die sich jetzt schon oft bei ganz jugendlichen Schwarzköpfen und zwar nicht selten schon in den zwanziger Jahren einfinden, noch alle in der Mark-Substanz mehr oder weniger pigmenthaltig sind und dass das Pigment aus dem weissen Haare gewöhnlich erst in einem höheren Alter ganz verschwindet.

Man kann auf diese Weise, was in medico-forensischer Beziehung von Wichtigkeit ist, bei der microscopischen Untersuchung weisser Haare entscheiden, ob dieselben früher braun oder blond gewesen sind und zwar so lange, bis das letzte Pigmentkörnchen aus der Marksubstanz verschwunden ist.

§ 4.

Die Haarzwiebel.

Von der Beschreibung der Organisation des Haarschaftes gehen wir nun zur Betrachtung der Haarwurzel oder Haarzwiebel, des Bulbus, über und finden zunächst, wie aus den beigefügten Tafeln hervorgeht, in den Formen der Haarzwiebeln je nach dem verschiedenen Standorte des Haares eine ausserordentliche Verschiedenheit. Schlanke und verhältnissmässig lange, fast möhrenförmige Haarzwiebeln finden sich namentlich bei den Wollhaaren, den Cilien und den Afterhaaren, in etwas geringerem Grade bei den auf der männlichen Hand, dagegen knollenförmig, zum Theil in ihrer Form an die Wurzeln der Orchideen erinnernd, erscheinen die Zwiebeln der Haare von den Schultern, der Brust, der Schaamgegend, des Perinäum, der unteren Extremitäten des Mannes, während die Zwiebeln der menschlichen Haupthaare ungefähr die Mitte halten zwischen der schlanken Möhrenform und der breiten Knollengestalt. Diese characteristischen Wurzelformen lassen sich nur an ganz frisch ausgerissenen Haaren vollkommen deutlich erkennen, denn bei dem Eintrocknen derselben verändert sich die Gestalt des Haarbulbus mehr oder weniger, was am wenigsten bei den schlanken Afterhaaren, den Cilien und dem Lanugo der Fall ist.

Was die anatomischen Darstellungen früherer Autoren, wie Chirac (Sur la structure des cheveux, Montpellier 1688), Gaultier (Sur le systéme cutané de l'homme, Paris 1811), Meckel (Handbuch der menschlichen Anatomie, Bd. I), Bichat (Anatomie générale, IV), Beclard, selbst Heusinger, Withof, Ledermüller und vieler Anderer, sogar auch Neuerer anlangt, so findet man dieselben durch die jetzt gebräuchlichen guten Instrumente nicht bestätigt und sie gehören offenbar unter die Conjectural-Microscopie und beruhen auf unrichtiger Deutung undeutlich gesehener Objecte. Nach meinen Beobachtungen weicht die Haarwurzel von dem Haarschafte in anatomischer Beziehung nur insofern ab, als sie noch von einer besonderen Hülle, der Wurzelscheide, umgeben ist, welche von Henle und E. H. Weber zuerst richtig bestimmt worden ist. Wir finden also in der Haarwurzel die Mark-Substanz mit oder ohne Pigment, die innere Cortical-Substanz mit ihren Eigenthümlichkeiten, die äussere Cortical-Substanz und die äusserste Epithelialhülle wieder, nur sind alle diese Theile weicher, als in dem Schafte des Haares. Die Wurzelscheide besteht nach Henle (Allgem. Anatomie) und Günther (Lehrbuch der allgem. Physiologie)' aus zwei Schichten, einer äusseren, dunkleren, ungleich breiteren, welche besonders nach oben breit, ungleich, wie zerrissen erscheint, nach abwärts aber viel schmaler wird und sich nicht selten ziemlich plötzlich kolbig zu endigen scheint, bei genauerer Betrachtung bemerkt man aber, dass sie sehr verdünnt mit der innern vereinigt, sich bis unter die Wurzel fortsetzt. Die innere Schicht der Wurzelscheide ist dünner, durchsichtiger, meist gleich breit, und wird von der äusseren Schicht durch eine deutlich bemerkbare, dunkle Linie getrennt. Beide Schichten der Wurzelscheide bestehen aus kleinen, dicht gedrängten Zellen. Die der inneren Schicht sind mehr lang gestreckt und besonders nach der Anwendung von kaustischem Kali, welches die äussere Schicht grösstentheils auflöst, deutlich; die der äusseren Schicht sind schon ohne anderweitige Präparation deutlich zu erkennen. Zwischen der inneren Wurzelschicht und dem Haarschafte findet sich nicht selten etwas Oel angesammelt. Innerhalb der Wurzelscheide setzt sich das Epithelium des Haares bis an den breitesten Theil der Haarwurzel fort und hört plötzlich mit einer scharfen, etwas gebogenen Linie auf. Die faserige Rindenschicht setzt sich ebenfalls von dem Schafte, nicht, wie Henle sagt, bis auf die Mitte der Haarwurzel, oder auch wohl etwas weiter, sondern bis ganz nach unten fort. Diese Fasern, obgleich sie ihre eben angegebene Natur unverändert beibehalten, sind hier kürzer, nehmen überhaupt, sowie die Wurzelanschwellung zunimmt, von oben nach abwärts an Länge ab, dabei ändert sich ihre Richtung insofern, als die untersten mehr nach aussen gerichtet sind, als die oberen. Die eigentliche Wurzelanschwellung des Haares gehört wesentlich dem Central-Canale, der Mark-Substanz, an, als deren unmittelbare Erweiterung sie zu betrachten ist. Die Epitheliumschicht und die Rindensubstanz endigen sich am breitesten Theile derselben, Henle's Haarknopf, mit einer querlaufenden, unebenen Linie, die ich jedoch an Menschenhaaren nie so deutlich ausgeprägt gefunden habe, wie sie von Henle beschrieben wird. In hellen Haaren scheint die Rindensubstanz sich büschelförmig zu verlieren, was am sichtbarsten hervortritt, wenn man die Haarwurzel 24 Stunden lang der Einwirkung von Aetz-Ammoniak ausgesetzt hat; die ausstrahlenden Hornfasern erscheinen dann aber nicht mehr in der Gestalt gerader, neben einander liegender Stäbchen, sondern sind geschweift und bisweilen sogar S förmig.

§ 5.

Die Ernährung der Haare.

In welcher Weise nun die Ernährung der Haare von Statten geht, das lässt sich am deutlichsten erkennen, wenn man von einem Leichnam ein behaartes Stückchen Haut und Unterhautzellgewebe nimmt und die Durchschnittsfläche mittelst einer scharfen Loupe untersucht. Rings um die Haarzwiebel herum finden sich die feinsten Schlingen des Capillargefässnetzes, hin und wieder auch feine Ausläufer kleiner Capillargefässchen, welche sich an der Haarzwiebel unmerklich verlieren und offenbar die Vermittler sind zwischen der Pflanze und dem Boden, auf welchem dieselbe wächst, aber ebenso auch den localen Verkehr zwischen der Aussenwelt, den atmosphärischen, electrischen, ozonischen und miasmatischen Verhältnissen mit dem Organismus und in specie mit der Säftemasse und dem Nervenleben vermitteln. Die feinsten peripherischen Nervengeflechte umgeben, analog den Capillargefässen, die Haarzwiebel und senden ihre feinsten Ausläufer den äussersten Wurzelfasern des Haares entgegen. Das Auge vermag diese Nervenfasern unter dem Microscope nicht bis an ihre äussersten, unmessbar feinen Enden zu verfolgen, aber wo das Auge wahrzunehmen aufhört, da beginnt der Ressort des Gefühls, welches uns schon bei dem Ausreissen eines einzigen Haares durch den Schmerz lehrt, dass auch da noch feine Nervenfasern thätig sind, wo wir mit unseren Instrumenten keine mehr zu unterscheiden vermögen.

Ueber den Bau des Haarbalges beim Menschen, ferner über einige den Haarnachwuchs betreffende Punkte schrieb Werthheim (Sitzb. der k. Akad. der Wissensch. 1864). Die Prager Vierteljahrsschrift LXXXVIII, Anal. pag. 65 entnimmt daraus, dass die Faserbündel der Pars reticularis der Haut in naher Beziehung zu den Haarbälgen stehen, indem letztere, besonders an Stellen, in denen die Haare flach anliegen (an den Schläfen), in den Faserbündeln wie eingebettet liegen. Der Haarbalg schliesst sich nämlich am Grunde des Haarknopfes nicht blind ab, sondern er zeigte sich oft eine relativ sehr bedeutende Strecke weit verlängert, um sich früher oder später in einen der erwähnten Faserzüge einzupflanzen. Das Anhaften des Haares an derartigen Faserbündeln stellt den wahren Typus des Baues desselben dar, der nur in jenen Regionen weniger auffällt, in welchen Haar und Bündel in ihrer Richtung stärker von einander abweichen. Ein Faserbündel ist aber nicht blos der Träger eines einzigen Haares, sondern es trägt wahrscheinlich regelmässig in gewissen Abständen stehende Haare, ähnlich wie der Stengel die Blätter und die Blüthen. Werden durch die gehärtete menschliche Cutis in einer dem Zuge der Haare möglichst parallelen Richtung zahlreiche Schnitte geführt, so findet man, dass der Haarbalg (der den Haarknopf sammt Scheide umfasst) sich kelchartig nach unten verlängert und etwas verschmälert und zuletzt in einen stengelähnlichen Strang ausläuft, der sich einem bindegewebigen Strange in der Pars reticularis des Coriums einfügt. Die Grössenverhältnisse des Haarkelches und Haarstengels sind verschieden je nach dem Standorte des Haares. So variirt der Querdurchmesser des Knopfes von 0,05—0,08—0,142, jener des Kelches von 0,09—0,306 Mm. Der eigentliche Haarbalg besteht bekanntlich aus drei Schichten, einer äusseren, deren Elemente der Längsachse des Balges parallel sind, einer mittleren, die aus kreisförmig um den Balg herum verlaufenden Bestandtheilen zusammengesetzt ist und einer inneren structurlosen Glashaut. Die äussere Lage — eine gefäss- und zum Theil nervenhaltige Schicht — besteht aus gewöhnlichem Bindegewebe mit longitudinal verlaufenden Fasern, ohne Beimengung von Kern- oder elastischen Fasern, aber mit ziemlich vielen länglichen spindelförmigen Kernen. Ihre Gefässe stammen von jenen der Lederhaut oder des Unterhautzellgewebes, treten im Grunde des Balges — dem Kelche — ein und bilden ein reichliches Capillarnetz. Die Dicke dieser Schicht variirt zwischen 0,007—0,037 Mm. Die mittlere, meist stärkste Schicht besteht aus Bindegewebe mit jungen elastischen Fasern, die alle in der Richtung von Kreisen oder Kreisabschnitten um den Haarbalg verlaufen. Ihre Dicke beträgt zwischen 0,015—0,043 Mm. Die Glashaut ist ein ausgezeichnetes Merkmal für die untere Hälfte des Haarbalges, von dessen Grunde aus sie sich bis in die Gegend der Balgdrüsen erhebt. Ihre Dicke schwankt von 0,003—0,001 Mm. Von diesen drei Lagen gehen die äussere und mittlere in den Kelch des Haarbalges über, von der inneren gilt dies wohl nur für eine kurze Strecke. Die mittlere Schicht verschmälert sich unterhalb der Papille rasch und bildet einen in der Achse liegenden Strang im Innern des Stengels seiner ganzen Ausdehnung nach. Die äussere verharrt oft ziemlich in der Richtung, die sie am Haarbalge selbst inne hat, so dass in vielen Fällen der Stengel nur wenig schmäler, als der Haarbalg selbst erscheint. Die Elemente der inneren Schicht sind die oben beschriebenen kurzen elastischen Fasern. Sie messen im Längendurchmesser 0,04—0,05 und in der Breite etwa 0,001 Mm. und vertauschen im Ueberschreiten vom Haarbalg zum Kelch und zum Stengel allmählig ihre quere Richtung in die longitudinale. Die Lage des Stengels zu jener des Haares und des Bindegewebsstranges ist nach dem Standorte des Haares verschieden. In der Schlafgegend, den Augenbrauen, theilweise in der Schnurrbartgegend fällt die Richtung aller drei Gebilde fast zusammen. In der Kopfhaut nahe dem Scheitel fügt sich der Stengel fast rechtwinklig dem Hauptstrange ein und den Uebergang zwischen diesen beiden Fällen bilden zahlreiche Mittelstufen; bezüglich der Anordnung und Einpflanzung der Haare erinnern die Haargruppen an die Blüthenstände und haben am Scheitel Aehnlichkeit mit der Dolde, in der Schläfe-, der Augenbrauen- und Schnurrbartgegend mit der Aehre. — Die Beobachtung von Heusinger und Kohlrausch, der zufolge die Haare in einer gewissen Altersperiode sich von der Papille ablösen und farblos und durchsichtig erscheinen, weiset auf einen inneren Zusammenhang dieser beiden Zustände hin; und im Hinblick auf die Entdeckung Griffith's, dass die Farbe des Haarschaftes zum grossen Theil von der in ihm enthaltenen und durch Imbibition verdrängbaren Luft herrührt, glaubt Werthheim einen Grund davon auch in dem verschiedenen Verhalten gegen umgebende Imbibitionsflüssigkeiten suchen zu sollen, was auch das Experiment bestätigt hat. Bekanntlich ist der Kolben eines frisch ausgerissenen Haares jederzeit ohne Pigment, welches abgestreift wird, und ohne Papille, welche im Balg zurückbleibt. Während ein solches Haar mit einer thierischen Flüssigkeit, z. B. Speichel befeuchtet seinen Luftgehalt und seine dunkle Farbe verliert, bleibt bei gleicher Behandlung ein mit Pigment und Papille versehenes, vorsichtig aus der Haut einer Leiche herauspräparirtes Haar unverändert. Die Thatsache, dass diese Verdrängung der Luft von dem Kolbenende gegen die Spitze zu stattfindet, führte Werthheim zu der Vermuthung, dass so wie die Abwesenheit der Pigmentschicht und der Papille die negative, so die Abwesenheit des Kolbens selbst die positive Vorbedingung für das Zustandekommen des Imbibitionsphänomens sein dürfte, was auch einschlägige Versuche nachwiesen. Es sind demnach gerade die Elemente des Haarkolbens, welche, sobald sie vom

Pigment entblösst und von der ihnen eingefügten Papille abgehoben sind, esmotisch auf die sie umgebenden Flüssigkeiten wirken, und es ist auch wohl anzunehmen gestattet, dass das Erbleichen der Haare im vorliegenden Falle auf diesem Wege zu Stande kömmt. — Bezüglich des Nachwuchses junger Haare bei Erwachsenen hält Werthheim die Ablösung des Kolbens von der Papille, die halsartige Einschnürung des Balges zwischen beiden, und das Vorkommen von Pigment auf dieser Strecke für einen von der Haarneubildung ganz unabhängigen Vorgang, der Nichts als das Ausfallen der Haare bedeutet und meint, dass den eigentlichen allgemein gültigen Typus des Haarnachwuchses das Vorspriessen der Härchen aus den Bindegewebssträngen darstellt und dass das Vordringen derselben in den Balg eines alten nur als specieller Fall dieses allgemein gültigen Wachsthumgesetzes zu betrachten sei.

§ 6.

Die Entstehung der Haare.

Ueber die Bildung und Entstehung der Haare möchte ich zunächst noch immer die Heusinger'sche Theorie in den Vordergrund stellen, die in Meckel's Archiv für die Physiologie (Bd. 7, Heft 3, pag. 403 u. flg.) dargelegt ist. Die hierauf bezüglichen älteren Ansichten von Hippocrates und Aristoteles an bis zum Beginn des gegenwärtigen Jahrhunderts hat Eble in seiner Lehre von den Haaren (Wien, 1831, Bd. II, pag. 98 etc.) zusammengestellt und kritisch beleuchtet, und da alles dieses reiche Material nach dem jetzigen Standpunkte der Physiologie nur wenig werthvolle Ausbeute liefert und zum Theil ganz haltlose Hypothesen darbietet, so glaube ich diese prekären Forschungen der Geschichte der Medicin überlassen zu können und wohl berechtigt zu sein, gleich mit den Beobachtungen den Anlauf zu nehmen, welche als durch die neueren exacten Forschungen fundirt zu betrachten sind. Heusinger fand auf der Lederhaut einzelne, ganz kleine, schwarze oder braune Kügelchen abgesondert, die ganz dicht zu sein scheinen und die von denen des Pigments der Aderhaut nicht zu unterscheiden sind. Dann werden diese Kügelchen zahlreicher und die Haut erscheint dadurch, wie vom Lampendampf schwarz gefärbt. Die einzelnen Kügelchen nehmen nun an Grösse zu und platten sich zugleich etwas ab. Dann erhebt sich auf der nach aussen gewendeten Fläche ein Höckerchen, welches sich schnell zu einem hohlen Kegel verlängert, der den Schaft des Haares darstellt, während das ebenfalls abgeplattete fast hohle Kügelchen die Zwiebel desselben bildet. Um die Zeit des ersten Ausbruchs des Haares aus dem Pigmentkügelchen ist dieses als nunmehrige Zwiebel nicht allein im Verhältniss zum Haar, sondern auch absolut sehr viel grösser, als nach der völligen Ausbildung des Haares. Jetzt liegen die Haare in der Lederhaut von der ganz glatten und durchsichtigen Oberhaut bedeckt. Endlich treten sie in sehr schiefer Richtung über die Oberhaut hervor. Heusinger glaubt nun, dass die Oberhaut über dem durchbrechenden Haar resorbirt würde und so das Haar durchlasse. Er fand an den ausgebildeten Haaren der Pferde und Kühe keine wahren Bälge, wie an den Barthaaren und Augenbrauen der Thiere und glaubt zwar, dass diese Bälge zuerst entstünden und die Haare sich innerhalb derselben entwickelten, allein er ist davon noch nicht ganz überzeugt.

Dass die Cortical-Substanz der Haare sich früher bildet, als die Marksubstanz, scheint schon aus der Farblosigkeit und dem Fehlen der Marksubstanz in dem Haupthaare des Fötus hervorzugehen, das, wie Bichat zuerst dargethan hat, erst weiss ist und nach und nach sich färbt.

Mit der Heusinger'schen Theorie über die Entstehung der Haare stimmen die Ansichten der meisten späteren Autoren in der Hauptsache überein. Man hat die Beobachtungen fortgesetzt und den ganzen Hergang der Entstehung und des Wachsthums der Haare noch schärfer präcisirt. So fand Valentin (Handbuch der Entwickelungsgeschichte des Menschen, Berlin 1835) am Ende des dritten und am Anfang des vierten Monats runde, schwarze Flecken in der Haut des Fötus, welche regelmässig begrenzt, in strenger, fast geometrischer Ordnung gestellt sind, im fünften Monat sich zu Kegeln erheben, in deren Basis die Pigmenttheile und in deren Spitze der beginnende Haarschaft liegt, der sich dann verlängernd unter der Oberhaut umbiegt, oder auch zusammenrollt, durch deren Abschuppung aber im fünften und sechsten Monat frei wird. Das Haar entwickelt sich also ursprünglich aus einer Pigmentzelle, welche sich nach und nach zu einem kleinen, schiefstehenden, flaschenförmigen Säckchen ausbildet, in dessen Innerem sich nach und nach noch mehrere feine Pigmentzellen anhäufen, die sich mit noch weicher Hornsubstanz umgeben und deswegen anfangs wie in einer pyramidalen Hülle eingekapselt erscheinen. Diese pyramidale Hülle wird an ihrer Spitze immer fester und da sich an dem untersten, weichsten Theile rings um die erwähnten Pigmentzellen immer neue, wenn auch noch nicht verhärtete Hornmasse ansetzt, so wird die immer härter werdende Spitze immer mehr und mehr nach aussen getrieben und sie durchbohrt endlich, ohne die Haut zu verletzen, sondern nur indem sie sich zwischen den Hautlamellen hindurch- und dieselben, soweit als nöthig ist, auseinander drängt, die letzte Epidermisschicht. Es besteht also dieser Prozess nicht, wie man bisher glaubte, in einer Resorption der betroffenen Stelle der Haut, sondern in einem langsamen, stetigen Auseinandertreiben der Hautlamellen ohne allen Substanzverlust von Seiten der Haut.

Nur durch diese Procedur lässt sich die Schiefstellung aller Haare erklären, was weder Eschricht (Johann Müller's Archiv, 1837), noch Eble in seiner Lehre von den Haaren erkannt hat. Da sich die Haarspitze durch eine Schicht breiter, flach übereinanderliegender Hautlamellen hindurchdrängt, so muss die Richtung des noch ziemlich weichen Härchens durch den rings um dasselbe wirkenden Druck der auseinandergedrängten Hautlamellen ebenso beeinflusst und zwar eine schiefe werden, wie durch das Hindurchtreten durch eine verhältnissmässig schon festere Lamellenschicht auch die Form des noch weichen Haares wesentlich beeinflusst werden muss.

§ 7.

Die Form der Haare.

Ich halte daher die Form der Haare für bedingt durch den Druck, den das Härchen bei dem Hindurchtreten durch die Epidermis erleidet und muss es daher für eine reine Zufälligkeit, von der Lagerung der einzelnen Hautlamellen abhängige Erscheinung halten, wenn ein im Durchschnitte fast ovales Haar dicht neben einem im Durchschnitte dreieckigen oder ganz unregelmässig geformten Haare steht, wie ich dies an verschiedenen Stellen des menschlichen Körpers häufig gefunden habe. Hierdurch erkläre ich aber auch die Formveränderungen der Haare in ihrem Verlaufe, d. h. die erwähnte Erscheinung, dass ein und dasselbe Haar an verschiedenen Stellen oft ganz verschiedene Durchschnittsformen zeigt. Da wo sich das Haar durch die Epidermis hindurchdrängt, ist es viel weicher, als an dem Theile des Schaftes, welcher schon längere Zeit dem Einflusse der Luft ausgesetzt gewesen ist, mit dem fortwährenden Abstossen der Hautlamellen jedoch verändert sich die Form der Oeffnung, durch welche das Haar hindurchgetreten ist, je nach der Lagerung der umgebenden Hautlamellen.

Das Haar durchbohrt sonach die Haut ganz ähnlich, wie eine Acupunctur-Nadel sich durch die Muskelschichten hindurchdrängt, ohne die einzelnen Muskelfasern zu zerreissen: sie bahnt sich blos dadurch ihren unblutigen Weg durch den Muskel, dass sie die einzelnen Muskelfasern, die sie berührt, auf die Seite drängt. Bei den runden oder schwach ovalen Haaren findet man an der Stelle ihres Austritts aus der Haut oft Hautlamellen, die in rundlicher Form an den Haaren in die Höhe geschlagen sind und daher auf die Haare einen fast gleichmässigen Druck ausüben und den Haaren daher ihre ursprüngliche runde Form mit unbedeutender Abweichung des Haardurchschnittes von der Kreisform belassen. Das Haar wächst nur durch Apposition neuer Zellen, wie die Epidermis und die Nägel, und diese Zellen verwandeln sich an der äusseren Umhüllung des Haares in feine Hornblättchen und in der Cortical-Substanz in Hornfasern. Ununterbrochen schwitzt die Haarpulpa, der Haarkeim, d. h. der innerste, bei den meisten Haaren dunkler gefärbte Theil der Haarzwiebel, neue Hornmasse aus, welche sich je nach ihrer Bestimmung gleichsam organisch krystallisirt. Von diesem Processe hängt die grössere oder geringere Schnelligkeit des Wachsthums der verschiedenen Haare ab. Am lebhaftesten findet diese Ausschwitzung von Hornmasse und Apposition neuer Zellen bei dem Haupthaare des Menschen statt, am langsamsten und geringsten bei den Haaren an der Hand und den Fingern des Mannes, sowie bei dem Lanugo erwachsener Personen weiblichen Geschlechts.

Durch die im Vorstehenden niedergelegte Darstellung erklärt sich auf einfach physicalische Weise die Form der Haare und ihr Wachsthum.

§ 8.

Das Wachsthum der Haare.

Das Verschneiden der Haare ist auf das Wachsthum derselben von wesentlichem Einflusse und je näher der Wurzel das Haar verschnitten wird, desto schneller wächst es nach. Seine grösste Länge erreicht das Haar jedoch nur dann, wenn es nie verschnitten wird. Die schönsten und längsten Bärte findet man bei Nationen, bei denen vom ersten Entsprossen des Bartes an derselbe nie verschnitten wird. Das auch nur ein Mal verschnittene Haar erreicht nie wieder die Länge, die es erreicht haben würde, wenn es nicht verschnitten worden wäre. Es ist daher bei dem weiblichen Geschlechte, welches langes Haupthaar als die grösste Zierde bezeichnet, immerhin ein gewagtes Unternehmen, das Haar zu verschneiden, wie dies heutzutage gewöhnlich bei zehn- oder elfjährigen Mädchen geschieht. Das Haar wird wohl stärker, aber bleibt dafür auch kürzer.

Nach Withof wächst das Haupthaar jährlich im Durchschnitt vier Zoll, wenn es vier Mal des Jahres verschnitten wird. Es wächst also, wenn es vom 10—50. Lebensjahre regelmässig alle Vierteljahre verschnitten wird, in einem Zeitraume von 40 Jahren um 160 Zoll, d. h. fast um sieben Ellen, eine Länge, die es natürlich nie erreicht haben würde, wenn es nie verschnitten worden wäre. Es geht aber aus diesem Beispiele hervor, eine wie beträchtliche Menge plastischen Stoffes dem Körper durch vieles Verschneiden der Haare entzogen wird. Einen noch grösseren Substanz-Verlust erleidet der Körper durch das tägliche Rasiren des Bartes. An dem Kinne eines Mannes, der einen starken Bart hat, wächst der Bart bei täglichem Rasiren in drei Tagen um eine Linie, in einem Jahre um 122 Linien oder etwa 10 Zoll und in der Zeit vom 20. bis zum 60. Lebensjahre um 400 Zoll oder 18 Ellen. Es müssen also gewisse Stoffe in dem männlichen Organismus vorhanden sein, welche durch den reichlichen Haarwuchs ausgeschieden werden, und wir kommen hierdurch auf die Ermittelung des Grundes der weit geringeren Behaarung des weiblichen Körpers und der weit stärkeren Behaarung der Haut des Mannes. Bei dem Manne findet sich nämlich ein Ueberschuss an Säften, welcher mit der Thätigkeit der Sexualsphäre Hand in Hand geht. Bei dem weiblichen Geschlechte findet dieser Ueberschuss nicht statt, weil dem Körper durch die Menstrualblutungen jeder etwaige Ueberschuss entzogen wird. Der weibliche Organismus bedarf sonach eines ferneren Abzugs nicht und hat daher über den ganzen Körper keinen so üppig wuchernden Haarwuchs, wie der männliche. Sobald aber bei Frauen in der climacterischen Periode der Menstrualfluss wegbleibt, so beobachtet man nicht selten das Hervorsprossen von Barthaaren am Kinn, an der Oberlippe u. s. w. und es findet sodann ein Ueberschuss an Säften im weiblichen Körper statt, deren sich der Organismus in ähnlicher Weise, wie bei dem Manne, durch einen stärkeren Haarwuchs nach und nach entledigt, wie überhaupt nach der climacterischen Periode der gesammte Lebensprocess des weiblichen Organismus dem des Mannes immer ähnlicher wird.

Die pflanzenähnliche Beschaffenheit der Haare hat Tieffenbach in seiner Inaugural-Dissertation: Nonnulla de regeneratione et transplantatione, 1822, dargethan, nachdem er die Beobachtung gemacht hatte, dass Haare von einem Organismus auf den anderen verpflanzt werden können. Er machte mittelst einer Staarnadel mehrere kleine Wunden in seinen Arm und verpflanzte mehrere von einem Freunde entnommene Augenbrauenhaare dahin. Von sechs derartigen Haaren wuchsen zwei fest, während zwei vertrockneten und ausfielen und zwei durch Eiterung, wie fremde Körper, ausgestossen wurden. Auf diese Weise gelangte er auf die Idee der künstlichen Anpflanzung fehlender Cilien, die er nachmals öfter vorgenommen hat. Ebenso wuchsen einige von seinen Kopfhaaren, als er sie auf den Arm verpflanzte, fest, und die Wurzeln zeigten sich später dick und frisch. Selbst von drei weissen Haaren eines Greises wuchs eines fest und behielt seine Farbe. Von zwölf Barthaaren einer Katze wuchsen, auch wenn sie ohne Zwiebel auf den Rücken eines Kaninchens verpflanzt wurden, fünf fest; dasselbe geschah sogar bei vier Barthaaren von Katzen und Kaninchen, deren Haare er in die Nähe der Steissdrüse einer Taube verpflanzte. Federn liessen sich nie auf die Haut der Säugethiere verpflanzen. Allein den Pflanzen gleichen die Haare nur in gewisser Beziehung, d. h. nur bei dem Beginn des Wachsthums der Ersteren: die Haare erscheinen uns daher wie Pflanzen in Hemmungsbildung. Die Pflanze setzt an dem in die Luft hinausragenden Theile Neubildungen an, wie Zweige, Blätter, Blumen u. s. w., bei dem Haar dagegen bleibt der in die Luft hinausragende Theil ohne alle Neubildung und wird nur immer weiter hinausgeschoben von der Stelle, an welcher er sich durch die Haut drängte, indem der Haarkeim, der Centralpunkt der Haarzwiebel, immer neue Zellen ansetzt, welche die älteren vorwärts treiben.

§ 9.

Verschiedenheit der Haare nach dem Klima und der Menschenrace.

Die lockige, krause Beschaffenheit der Haare hängt, wie wir oben bereits angedeutet haben, in der Hauptsache von der vorherrschend elliptischen Form der Haardurchmesser ab, allein es kommen dabei auch noch gewisse andere Einflüsse in's Spiel, welche z. B. dem zeitweiligen Krauswerden des an sich schlichten Haares zu Grunde liegen. Am augenfälligsten zeigt sich hier die hygrometrische Beschaffenheit der Haare und der Wechsel von Feuchtigkeit und Trockenheit ist es hauptsächlich, welcher das zeitweilige Kräuseln der Haare bedingt. Der höchste Grad des Kraushaares, der bei Menschen vorkommt, ist das Wollhaar der Neger. Es ist nicht nur kraus, sondern auch überaus fein in den einzelnen Haaren und die Wurzeln sind weit kleiner und liegen weit oberflächlicher, als bei anderen Menschenracen. Das Negerhaar hat die Farbe des in der Malerei gebräuchlichen Elfenbeinschwarz. Die dunkelste Nüance dieser Farbe findet sich nur bei den Negerstämmen, welche in der Gegend des Aequators ihren Wohnsitz haben. Je ferner man dem Aequator kommt, desto mehr spielt das Negerhaar in's Blaugraue. Dass die krause Beschaffenheit des Haares nicht wesentlich von der Hitze des Klima's abhängig ist, das lehrt uns das durchaus schlichte Haar anderer ebenfalls in der heissen Zone wohnenden Menschenracen. Merkwürdig ist die Thatsache, dass in der heissen und den beiden arktischen Zonen die elfenbeinschwarze Haarfarbe, in den gemässigten Zonen dagegen im Allgemeinen hellere Haarfarben vorherrschend sind. Die Eskimo's und Grönländer haben ebenso rein schwarzes Haar wie die Feuerländer. Die verschiedenen Verhältnisse des Haarwuchses bei den einzelnen Nationen hat Buffon in seiner Naturgeschichte speciell zusammengestellt und Blumenbach schreibt seinen Menschenracen characteristische Haar-Unterschiede zu, welche in der Hauptsache sehr richtig sind. Die caucasische Race hat braunes, theils in's Gelbe, theils in's Schwarze übergehendes, weiches, reichliches, wie Wellen fliessendes Haar. Die mongolischen und amerikanischen Völkerschaften haben schwarzes, starres, schlichtes und dünner stehendes Haar. Die malayische Race hat schwarzes, weiches, lockiges, dicht und reichlich stehendes Haar; die äthiopische endlich schwarzes, krauses Wollhaar. Halten wir uns bei diesen aus der Naturgeschichte bekannten Thatsachen nicht länger auf, denn wir werden die klimatischen und nationalen Verschiedenheiten der Menschenhaare, deren schon in den ältesten medicinischen Schriften gedacht worden ist, ohne eingehende anatomisch-physiologische Untersuchung der verschiedenen Haararten doch nicht mit Sicherheit zu erklären im Stande sein und eine Sammlung aller verschiedenen Menschenhaarsorten steht uns leider nicht zu Gebote.

§ 10.

Physiologischer Zweck der Haare.

Was den physiologischen Zweck der Haare betrifft, so ist derselbe früher meist unterschätzt worden, und wenn auch ältere Autoren, wie Malpighi, Mariotte, Haller u. A. Muthmassungen hierüber ausgesprochen haben, welche nicht wenig für sich zu haben scheinen, so war doch Eble der Erste, der die grosse Wichtigkeit desselben erkannt hat. Die Haare und die denselben zukommenden Functionen sind für die menschliche und thierische Oeconomie von dem grössten Nutzen, der entweder nicht allgemein anerkannt, oder gar aus Unkenntniss der Sache geflissentlich unberücksichtigt gelassen wird und doch namentlich in diätetischer Beziehung die grösste Berücksichtigung verdient. Da es bekanntermaassen für die menschliche Gesundheit nicht gleichgültig ist, ob man ganz kurz verschnittenes Haupthaar trägt, oder dasselbe lang wachsen lässt, ob man einen starken Bart täglich rasirt, oder ihn frei wachsen lässt, ob man das Haar in ungewöhnlicher Menge verliert oder sich eines gesunden, reichlichen Haarwuchses erfreut, so muss das Haar zur Erhaltung einer ungetrübten Gesundheit wesentlich beitragen und bei der Instandhaltung des Organismus eine wichtige Rolle spielen. Es muss dazu bestimmt sein, Stoffe aus dem Körper auszuführen, aber auch Stoffe von Aussen aufzunehmen und dem Körper einzuverleiben. Führte uns eine blosse Hypothese zu dieser Annahme, oder gelangten wir zu derselben durch eine überzeugende Beobachtung? — Nicht eine, nein, mehrere Beobachtungen exacter Art bestätigen diese Annahme, und zwar einestheils die microscopische Betrachtung der röhrenförmigen, feinen Zwischenräume in der inneren Cortical-Substanz der Haare, wie wir sie oben beschrieben haben, und anderntheils die Beobachtung verschiedener Symptome und vicarirender Thätigkeiten an dem menschlichen Organismus, welche nach einem schnellen Verluste z. B. des Haupthaares erfolgten. Hierdurch sind wir in den Stand gesetzt, die früheren Muthmaassungen, die man hauptsächlich ex analogia gewonnen hatte, zur Gewissheit zu erheben.

Um sich mit sehr leichter Mühe von dem röhrenförmigen Bau der Cortical-Substanz der Haare zu überzeugen, nehme man ein dunkles Haar, tauche es zur Hälfte in ein Fläschchen mit frisch bereitetem Chlorwasser und stöpsele das Fläschchen so zu, dass die eine Hälfte des Haares sich in der Flüssigkeit befindet, während die andere Hälfte frei in die Luft hinausragt. Schon nach 10 Minuten ist die im Chlorwasser eingetauchte Hälfte des dunkeln Haares gebleicht, die Mark-Substanz zerstört und die Consistenz der Hornsubstanz stark erweicht. Untersucht man nun die gebleichte Parthie unter dem Microscope bei etwa 350-facher Linear-Vergrösserung, so fällt insbesondere an der Stelle, wo das erweichte Haar zwischen dem Flaschenhalse und dem Kork breit gedrückt worden ist, der mit Chlorwasser infiltrirte und aufgequollene Röhrenbau des Haares auf den ersten Blick in die Augen. Dies ist der erste Versuch, den wir den ferneren Angaben zu Grunde legen.

Der zweite hierzu erforderliche Versuch ist aber ein noch weit schlagenderer Beweis für die Thätigkeit der Haare als Aufsauger und Fortleiter von Gasarten, ja sogar von Flüssigkeiten. Er besteht in folgender Procedur. Wenn man ein Haar in der soeben beschriebenen Weise zur Hälfte in frisches Chlorwasser taucht und das Fläschchen so verkorkt, dass die andere Hälfte des Haares in die Luft hinausragt, sodann aber eine glatt polirte Silberfläche mit der Spitze des aus der Flasche herausragenden Haares in Verbindung setzt, so bildet sich nach einiger Zeit an der Stelle, an welcher das Haar auf die Silberfläche trifft, ein deutlich erkennbarer punktförmiger Anflug von Chlorsilber. Das Chlorgas wird also durch das Haar fortgeleitet.

Es fragt sich nun weiter: Ist die ausströmende Thätigkeit der Haare grösser, als die einsaugende, oder umgekehrt? — Auch hierauf antwortet uns ein ähnlicher, derartiger Versuch. Ein

Haar wurde zur Hälfte getheilt und die eine Hälfte mit der Wurzel nach innen und die andere mit der nach der Wurzel zu gerichteten Spitze nach aussen gekehrt. Das Fläschchen mit dem Chlorwasser wird verkorkt: neben dem Kork ragen zwei Haarspitzen gleichweit hervor, allein das eine Haar ist nach innen, das andere nach aussen gekehrt. An welcher von beiden Spitzen trat zuerst das Chlorgas als Chlorsilber-Anflug auf die glatte Silberfläche? — Ganz zu gleicher Zeit an beiden Haarenden, dem abwärts und dem aufwärts gerichteten.

Was geht hieraus hervor? — Die Fähigkeit der Aufsaugung der Haare ist gleich der Fähigkeit der Ausströmung derselben.

Dieser wichtige Thatbestand lehrt uns die ganze Wichtigkeit der Function der Haare als aufsaugende und ausströmende Capillarröhren und giebt uns zugleich im Kleinen ein Bild von der sonst unbemerkt vor sich gehenden, aber ununterbrochen fortdauernden Wechselwirkung der Luft und des Organismus, die sonach nicht nur durch die Lungen, und nicht nur durch die äussere Haut, sondern auch durch die Haare erreicht wird. Es lassen sich hieraus aber sehr wichtige Folgerungen machen, die insgesammt in dieser Function der Haare ihre Erklärung, ihre Begründung finden. Das Haupt, das früher reichlich behaart war, wird kahl und verliert also die Einsaugungs- und Ausströmungs-Canäle: von diesem Augenblicke übernehmen zwei Organe eine vicarirende Thätigkeit; die von Haaren entblösste Haut transpirirt stärker als früher, und im Urin findet sich von nun an auf lange Zeit, bisweilen auf das ganze Leben ein Sediment. Nicht mit Unrecht hält daher Eble die Haare für eine Art von Athmungswerkzeugen, ähnlich den Tracheen der Insecten, wie Oken sie für einfache Kiemen erklärt, welche in der Luft vertrocknet sind. Diese Ansicht findet ihre Hauptstütze in der vergleichenden Anatomie. Denn wir finden schon in den Thieren der untersten Classen, wo noch keine Spur von Kiemen und Lungen wahrzunehmen ist, die Oberfläche ihres räthselhaften Körpers mit Haaren oder wenigstens haarähnlichen Verlängerungen besetzt, und ist es mehr als wahrscheinlich, dass diese Verlängerungen als wahre einfache Hautkiemen zu betrachten und dazu bestimmt sind, die Aufnahme des Sauerstoffs aus der Atmosphäre oder dem Wasser zu vermitteln. Bei den Insecten ist diese Bestimmung noch in die Augen fallender, da sich die Haare dieser Thiere zuerst als wirkliche Kiemen und dann als vertrocknete darstellen und sich dadurch von den Haaren der höhern Thierclassen wesentlich unterscheiden, welche nur in der letzteren Eigenschaft, nämlich als einfache, in der Luft vertrocknete Hautkiemen in die Erscheinung treten. Aus diesem Grunde mag es auch einleuchten, dass die Haare der höheren Thierclassen und des Menschen als Athmungswerkzeuge oder Kiemen doch lange nicht die hohe Wichtigkeit für die Oeconomie des Körpers haben, als jene der niederen Classen, indem diesen ein Organ fehlt, welches die Function des Athmens in jenen auf die vollständigste und vollkommenste Weise bewerkstelligt, nämlich die Lungen.

So tritt die Wichtigkeit der Functionen des Haares zu einem harmonischen Zusammenwirken mit den übrigen organischen Verrichtungen deutlich hervor und es wird uns nun auch nicht mehr schwer, Erscheinungen zu erklären, die lange Zeit hindurch als ganz räthselhaft dastanden, deswegen aber auch von Uneingeweihten in Abrede gestellt wurden und zwar aus dem allerdings sehr bequemen Grunde, weil der physiologische Schlüssel zu der Erklärung derselben fehlte, ich meine das durch viele Thatsachen erwiesene plötzliche Erbleichen der Haare nach heftigen Gemüthsbewegungen.

§ 11.

Das schnelle Erbleichen der Haare.

Man kann sich von dem bei dem schnellen Erbleichen der Haare stattfindenden Vorgange eine sehr klare Anschauung verschaffen, wenn man denselben künstlich nachahmt und unter dem Microscop genau beobachtet. Man lässt Chlorgas durch eine feine Glasröhre auf ein über dem Objectträger ausgebreitetes dunkles Haar wirken, an welchem man, wie an den braunen Nasenhaaren oder den Augenbrauen die dunkle Mark-Substanz deutlich erkennen kann. Oder man begiesst ein derartiges, mit einem deutlich erkennbaren Mark-Substanz-Canale versehenes Haar tropfenweise mit frisch bereitetem Chlorwasser. Kaum ist das Haar damit befeuchtet, so entwickelt sich sofort eine rege Thätigkeit an demselben (siehe Tab. XIV, *d*). Das Chlor greift zunächst die Epithelialschicht des Haares gewaltig an und die vorher nur ganz feine Unebenheiten zeigende Seitenansicht des Haares bietet in dem Augenblicke, in welchem das Haar vom Chlorwasser berührt wird, bergartige Wulste und Erhöhungen. Schuppen in Form von Pflasterepithelium trennen sich von dem Haarstamme und zeigen auf dem glänzend weissen Hintergrunde noch deutlich ihre gelbliche oder hellbräunliche Farbe, um diese Farbe unter der fortdauernden Einwirkung des Chlors schon nach wenigen Minuten zu verlieren. Inzwischen dringt die Flüssigkeit immer tiefer in das nunmehr bereits seiner lamellenartigen Epitheliumschicht beraubte Haar und die Seitenansicht zeigt, dass ein Theil der Cortical-Substanz imbibirt und bereits vollkommen farblos ist. Mit der fortschreitenden Einwirkung des Chlorwassers wird nun die gesammte Cortical-Substanz nach und nach immer mehr und mehr entfärbt, die einzelnen Hornfasern quellen an und die canalförmigen feinen Zwischenräume zwischen denselben füllen sich mit der Flüssigkeit. Letztere dringt unaufhaltsam weiter und ergreift bereits einzelne mit Pigment gefüllte in der inneren Cortical-Substanz befindliche, spindelförmige oder ovale Zellen. Das dunkle Pigment erscheint sofort nicht mehr braun, sondern nur gelblich, bis auch diese gelbe Färbung nach Verlauf weniger Stunden allmählig verschwindet. Jetzt beginnt die imbibirte Flüssigkeit auch auf die Mark-Substanz zu wirken. Während sich Letztere vor der Anwendung des Chlorwassers als ein tiefbraunes, ziemlich in der Mitte des Haares hinlaufendes, gänzlich undurchsichtiges Band darstellte, dessen wellenförmige Ränder allein die darin befindlichen Zellenformen verriethen, erscheint die Mark-Substanz nach und nach in immer heller werdender bräunlicher Farbe, die Zwischenräume zwischen den einzelnen Pigmentzellen werden deutlich sichtbar, die Pigmentzellen selbst erscheinen dadurch schärfer contourirt und an einzelnen Stellen beginnen auch schon fast entfärbte Pigmentzellen hervorzutreten. Setzen wir nun das Verfahren unter Hinzufügung immer neuen Chlorwassers noch mehrere Stunden hindurch fort, so finden wir das Haar endlich gebleicht, wenn auch die Structur desselben im Innern ganz unverändert erscheint. Wird das Haar nun mit Wasser abgewaschen und getrocknet, so stellt es sich ganz ähnlich dar, wie die ersten auf einem Schwarzkopfe auch schon im jugendlichen Alter hervorsprossenden weissen Haare. Die getrockneten Hornfasern, welche vorher im Chlorwasser aufgequollen waren, sind eng aneinander gerückt, die Zwischenräume zwischen den einzelnen Hornfaserstäbchen der inneren Cortical-Substanz sind verschwunden, die gesammte Cortical-Substanz erscheint gänzlich, die gesammte Mark-Substanz jedoch nur zum Theil entfärbt, d. h. das frühere schwarzbraune Pigment zeigt eine blassgelbliche Färbung. Dem unbewaffneten Auge stellt sich das getrocknete, mit Chlor gebleichte Haar wie ein gewöhnliches weisses Haar mit einem leichten Scheine in's Gelbliche dar.

Während man zu diesem Verfahren mehrere Stunden und zum Trocknen des Haares an der Luft noch längere Zeit braucht, lässt sich der ganze Hergang weit schneller dadurch erzielen, dass man das auf dem Objectträger liegende schwarze oder braune Haar gleich mit Chlorgas behandelt. Der Entfärbungsprocess geht dann überaus rasch von Statten und zum Theil so rasch, dass man die einzelnen Phasen der Entfärbung und das Eindringen des Gases in die einzelnen Schichten deutlich zu verfolgen kaum im Stande ist. Im Allgemeinen ist aber das ganze Verfahren so instructiv und stellt den innern Bau des menschlichen Haares so klar vor die Seele, dass ich Jedem, der das Haar noch nicht durch eigene Anschauung speciell kennen gelernt hat, die Vornahme desselben angelegentlich empfehlen kann.

Die Stelle, welche hier bei dem künstlichen Verfahren das Chlorgas vertritt, nimmt bei dem Ergrauen des Haares in Folge von Gemüthsbewegungen eine scharfe ätzende Flüssigkeit, vielleicht eine Fettsäure ein, welche die Haut und die Haare bei heftigen Affecten und Leidenschaften absondern. Wer mit recht feinen Geruchswerkzeugen begabt ist, kann sich ja leicht davon überzeugen, dass die Ausdünstungen der Haut und der Haare des Menschen nicht nur bei verschiedenen Organismen hinsichtlich des Geruchs äusserst verschieden sind, sondern dass auch bei einer und derselben Person verschiedene Gemüthsaffecte ganz verschiedene Gerüche der Haut- und Haar-Ausdünstung hervorbringen können. Der Geruch der Ausdünstung eines in höherem Grade geschlechtlich erregten Menschen weicht ganz und gar von dem Geruche ab, den die Ausdünstung bei einem heftigen Zorn-Ausbruche desselben Menschen wahrnehmen lässt. Die überaus scharfstoffige Beschaffenheit des Schweisses bei heftigen Gemüthsbewegungen erkennt man übrigens am leichtesten durch die Einwirkung des Schweisses auf die Bindehaut der Augen. Kommt nur ein kleiner Tropfen derartigen Schweisses in's Auge, so erregt er daselbst eine weit schmerzhaftere Empfindung, als die Einträpfelung einer als Augenwasser benutzten Höllensteinlösung, und bringt im Auge fast ein Gefühl hervor, welches dem ähnlich ist, als ob mit grosser Gewalt ein glühender Funke in's Auge gekommen wäre. Nun lässt es sich wohl leicht denken, dass z. B. in einer grossen Lebensgefahr diese scharfstoffige Beschaffenheit der Ausdünstung sich bis zur höchsten Potenz steigern und dass eine derartige scharfe Ausdünstung, wenn sie durch die Haare ausgeführt oder auch nur von der umgebenden Haut ausgehend vom Haare aufgesaugt wird, einen der oben dargestellten Chlorbleiche ganz analogen Bleichungsprocess des Haupthaares hervorrufen kann, wie er in mehreren authentisch erwiesenen Fällen factisch vorgekommen ist, von denen ich nur die bekanntesten von Thomas Morus, Kaiser Ludwig dem Bayer, König Heinrich IV. und Königin Marie Antoinette erwähnen will.

Ueber die den Haaren beizulegende Eigenschaft, als Leiter der Electricität dem Organismus wichtige Dienste zu leisten, stehen mir ausser den bekannten, neue Beobachtungen nicht zu Gebote, weshalb ich die genaue Erörterung dieses Punktes den mit allen hierzu nöthigen Apparaten versehenen Physikern überlassen muss. Es bietet sich hier noch ein dankbares Feld neuer Forschungen dar, welche uns über manchen pathologischen Prozess Aufklärung verschaffen würden.

§ 12.

Die chemischen Bestandtheile der Haare.

Auch die chemische Zusammensetzung der Haare giebt uns Aufschluss über mehrere Eigenschaften derselben. Nach Berthollet gaben 2 Unzen Menschenhaar durch Destillation 18 Gran kohlensaures Ammoniak, 2 Quentch. 36 Gran Wasser, $^1/_2$ Unze eines brenzlichen Oels, $^1/_2$ Unze 36 Gran Kohle, welche Eisen enthielt. Die Asche der Menschenhaare besteht aus Kochsalz, kohlensaurem, schwefelsaurem und phosphorsaurem Kalk, die Asche der weissen Haare zugleich aus phosphorsaurer Magnesia, vieler Kieselerde, Eisenoxyd und ein wenig Mangan. — Die Hornsubstanz der Haare ist in chemischer Hinsicht dem geronnenen Eiweiss ganz analog und bildet als solche nur eine der vielen Modificationen, deren die Hornsubstanz im Allgemeinen fähig ist. Im Wasser und unter Luftzutritt löst sich das Haar nicht auf, dagegen löst es sich im Wasser unter Entwickelung von Schwefelwasserstoff im papinianischen Topfe schon bei mässiger Hitze. Vauquelin (Gehlen's Journal für Chemie und Physik III, 2, 7) löste zuerst die verschiedensten Haarsorten im papinianischen Topfe. Bei den schwarzen Haaren blieb, wenn die Hitze bis auf den Zersetzungsgrad der Haarsubstanz getrieben wurde, eine schwarze Masse zurück, welche sich jedoch nur sehr langsam abgesetzt hatte. Sie bestand aus einem schwarzen Oele, das so dick wie Bitumen war und von Alkohol und Alcalien nur sehr wenig aufgelöst wurde. Ausserdem enthielt sie Eisen und Schwefel, welche mit einander verbunden zu sein schienen. Rothe Haare liessen einen gelblich rothen Rückstand, der viel Oel, Schwefel und wenig Eisen enthielt. Bei der Verbrennung von schwarzen Haaren fand Vauquelin in der braungelben Asche Eisen und Manganoxyd, dann phosphorsaure und schwefelsaure

Kalkerde, salzsaures Natron und eine Menge Kieselerde. Wurden rothe Haare verbrannt, so war die Asche weniger gefärbt und enthielt weniger Eisen und Braunstein. Noch geringer war der Antheil dieser beiden Metalle in der Asche weisser Haare, dagegen zeigte sich hier eine relativ grosse Menge Magnesia. Mit Alkohol digerirt entstanden aus den schwarzen Haaren zwei Arten von Oel; das eine von geringerer Menge hatte eine weisse Farbe und setzte sich in Gestalt kleiner, weisser und glänzender Schuppen ab. Das andere schied sich in reichlicher Menge von grünlichgrauer Farbe in dem Maasse aus, als der Alkohol verdampfte und wurde nach und nach fest. Auch aus den rothen Haaren zog der Alkohol ein festes, weisses Oel aus, welches dem Wallrath ähnelte. Beim Verdunsten des Alkohols aber zeigte sich kein graues, sondern ein blutrothes Oel. Die weissen Haare gaben blos ein ungefärbtes Oel.

Nach Jahn's Angaben (der Haararzt, Prag 1828, I.) entwickelt sich beim Kochen der Haare von Kindern Schwefelwasserstoff schon innerhalb einer Stunde, je älter aber das Individuum ist, von welchem die Haare gekocht wurden, desto später trat die Entwickelung von Schwefelwasserstoff ein. Weisse Haare liessen nur sehr spät eine Spur von Schwefelwasserstoffgeruch wahrnehmen.

§ 13.

Die Einwirkung chemischer Reagentien auf Menschenhaare.

Von grossem Interesse ist die Beobachtung der Einwirkung chemischer Reagentien auf die Haare, die man am besten gleich auf dem Objectträger vornimmt. Bei 350facher Linearvergrösserung nimmt man nach und nach alle die Veränderungen wahr, welche das Haar erleidet. Ich will im Nachstehenden einige der Beobachtungen mittheilen, wie ich sie selbst gemacht habe. Sie werden den, der sie nach meiner Beschreibung vornimmt, einen sehr klaren Blick in den anatomischen Bau der Haare thun lassen.

Auf ein braunes Nasenhaar giesst man einen Tropfen englische Schwefelsäure. Sofort beginnt ein reges Leben unter dem Microscop; denn kaum kommt die Schwefelsäure mit dem Haare in Berührung, so lösen sich die äusseren Umhüllungen des Haares von dem Stamme in Form kleiner rundlicher, gelblicher Lamellen ab, bewegen sich lebhaft in der Flüssigkeit und lösen sich endlich eine nach der andern auf. Die Säure dringt nun an die der Epithelialschicht beraubte Cortical-Substanz, die ganz gerade neben einander liegenden Hornfasern quellen auf und trennen sich bündelweise von ihren Nachbarn los, so zwar dass sie nach der Wurzel zu an dem Stamme haften, während sie in der Richtung nach der Spitze des Haares zu S-förmig von dem Haarstamme excentrisch abweichen. Der äusserste von der Säure ergriffene Rand des Haares bietet jetzt das Bild der Seitenansicht einer Pferde-Mähne. Sobald die Säure die geraden Hornfaserstäbchen ergreift, so verlieren die letzteren ihre gerade Form und werden meist S-förmig. Je näher der Wurzel, desto schneller geht der destructive Process vorwärts, am schnellsten unterliegt die Wurzel selbst der zerstörenden Wirkung des Reagens. Die Wurzelscheide löst sich in breite Zellen auf, welche erst röthlichbraun, dann gelblich werden und die noch weiche, von der Wurzelscheide entblösste Haarzwiebel, deren Hornfasern nach und nach wellenförmig erscheinen, zerweicht in einer halben Stunde in so hohem Grade, dass die in der Haarpulpa befindlichen schwarzen Pigmentzellen sehr bald entfärbt werden. Zu gleicher Zeit geht der Entfärbungsprocess der Mark-Substanz von der Wurzel und von der Spitze des Haares aus nach dem Centrum des Haares zu vorwärts, und während des Vorwärtsschreitens dieses Entfärbungsprocesses stellen sich dem beobachtenden Auge die Pigmentzellen der Mark-Substanz in ihrer primitivsten Form dar. Bei längerer Einwirkung der Schwefelsäure wird von oben und unten nach und nach die ganze Mark-Substanz des braunen Pigments beraubt, doch die Pigmentzellen werden nie ganz farblos, wenn sie auch ihre intensiv dunkle Farbe bis zum hellsten Gelbbräunlich umwandeln.

Weit weniger destructiv wirkt auf das Haar die concentrirte Essigsäure. Wir begiessen ein braunes Nasenhaar mit einem Tropfen dieser Säure. Nur einige wenige Epithelial-Schichten und zwar nur solche, die bereits halb abgestossen waren, lösen sich los. Die Säure greift das Haar daher nicht so energisch an, denn es ist ja noch mit der Epithelialhülle bedeckt. Diese Hülle quillt ein wenig auf und die Seitenansicht des Haares erscheint daher mit einem leicht sägeförmigen Rande, die Zähne der Sägeform sind ohne Ausnahme nach der Spitze zu gerichtet. Es erklärt sich hierdurch recht augenfällig, warum ein Haar von der Wurzel nach der Spitze zu gestrichen, sich glatt, dagegen in umgekehrter Richtung, von der Spitze nach der Wurzel zu rauh, bei den Schaamhaaren sogar widerhakig anfühlt. Die Essigsäure durchdringt das ganze Haar, ohne die Textur desselben zu verändern. Da wo das ganze Haar früher ganz undurchsichtig und tief braun gefärbt war, d. h. ungefähr in der Mitte zwischen Wurzel und Spitze, wird es immer lichter, an der Spitze und an der Wurzel ist es schon fünf Minuten nach dem Auftröpfeln der Essigsäure ganz durchsichtig, nur die spindelförmigen Pigmentzellen in der Cortical-Substanz des Haares trotzen noch eine Zeit lang der Säure, und die Zwischenräume zwischen den einzelnen Hornfasern der inneren Cortical-Substanz werden in einer leicht welligen Form deutlich sichtbar. Schon nach einer Viertelstunde sind sämmtliche vorher schwarze und undurchsichtige Pigmentzellen durchscheinend und hellgelbbräunlich. Die Mark-Substanz tritt mit ihren feinen Windungen in voller Klarheit hervor und die Durchsichtigkeit des mit Essigsäure imbibirten Haares ist so gross, dass man an demselben ohne vorherige Präparation und Spaltung je nach der Höher- oder Tieferstellung des Focus die Epithelialhülle, die äussere, die innere Cortical-Substanz und die Mark-Substanz in ihren kleinsten Details eingehend betrachten kann. Die Veränderungen, welche concentrirte Essigsäure an dem Haare hervorbringt, sind also überaus instructiv zur Erforschung des inneren Baues der Haare, nur muss das Haar während der microscopischen Beobachtung in der Säure schwimmen, denn nach dem Vertrocknen derselben stellt sich das Haar dem untersuchenden Auge wieder ganz anders dar.

Mit chemisch-reiner Salpetersäure begossen wird ein

undurchsichtiges braunes Nasenhaar sehr bald gelb und matt-durchscheinend, ohne dass das Haar in seiner Textur verändert wird. Sehr interessant ist es, unter dem Microscope das Vorwärtssickern der Salpetersäure von der Wurzel aus in dem Mark-Substanz-Canale und den schlangenförmigen zwischen den einzelnen Pigmentzellen meist in transversaler Richtung verlaufenden Windungen zu betrachten. Soweit die Säure gedrungen ist, sind die vorher schwarzen, ganz undurchsichtigen Pigmentzellen bräunlich durchscheinend, während die übrigen noch nicht von der Säure erreichten Pigmentschichten der Mark-Substanz sich dem Auge noch wie ein schwarzes, undurchsichtiges Band darstellen. Aber die Salpetersäure steigt in den gewundenen Gängen der Mark-Substanz etwa so schnell weiter, wie die Quecksilbersäule im Thermometer, wenn man die warme Hand auf die Kugel drückt. In der Mitte des Haares begegnen sich die beiden Ströme der Säure, von denen der eine von der Wurzel aus, der andere von der Spitze des Haares aus durch die Windungen der Mark-Substanz hindurchsickert. Nach solchen überzeugenden Beobachtungen, die Jeder an jedem schwarzen Menschenhaare vornehmen kann, wird mir wohl Niemand mehr den röhrenförmigen Bau im Innern des Haares in Abrede stellen wollen, wie dies auch unter den neueren Beobachtern Einige und unter diesen sogar der sonst trefflich unterrichtete Eble in seiner Lehre von den Haaren gethan hat. Einen schlagenderen Beweis für die Existenz dieser röhrenförmigen Windungen in der Mark-Substanz der Haare kann es wohl nicht geben, als der Anblick bietet, wenn man die entfärbende Salpetersäure in den einzelnen Windungen unaufhaltsam und mit ziemlicher Schnelligkeit vorwärtsströmen sieht, das schwarze Pigment bei der ersten Berührung mächtig zerstörend.

Eine concentrirte Lösung von Citronensäure auf das Haar getröpfelt, bewirkt die Abstossung einiger Epithelialschuppen des Haares. Die ganze Epithelialschicht wird jedoch nicht zerstört und quillt auch verhältnissmässig weniger auf, als bei Anwendung stärkerer Säuren. Dessenungeachtet bleibt die Wirkung der Citronensäure auf die Cortical- und Mark-Substanz des

Haares nicht aus, denn schon wenige Minuten nach der Auftröpfelung der Säure wird die Cortical-Substanz weisser und durchsichtiger, die darin verstreut liegenden Pigmentzellen werden deutlicher sichtbar und die anquellenden Hornfasern vertauschen ihre gerade Richtung mit einer leicht wellenförmigen Lage, die sie auf Kosten der neben ihnen befindlichen röhrenförmigen Zwischenräume annehmen, indem sie gerade da die grössten wellenförmigen Ausbuchtungen bilden, wo die grössten derartigen Zwischenräume sichtbar sind. Die Mark-Substanz wird von der Citronensäure nur langsam angegriffen, allein nach und nach lösen sich die Pigmentzellen ebenfalls und werden durchscheinend. Das schwarze Pigment selbst verändert sich unter der Einwirkung der Citronensäure zu einer rothbraunen Flüssigkeit.

Die Salzsäure bleicht das dunkle Haar sehr bald, löst jedoch das schwarze Pigment der Mark-Substanz nur langsam auf. Die geraden Hornfaserstäbchen der Cortical-Substanz quellen nur wenig auf und nehmen die Wellenform daher nur in sehr geringem Grade und erst nach längerer Einwirkung der Säure an. Die Wurzel, der untere Theil des Schaftes und die Spitze des Haares erscheinen bald gänzlich entfärbt, allein nur langsam dringt die Säure in den Windungen der Mark-Substanz vorwärts und der mittlere Theil des Haares widersteht noch lange Zeit den Einwirkungen der Säure. Vollständig entfärbt erscheint ein schwarzes Nasenhaar erst nach mehrstündiger Einwirkung der Säure und nachdem die letztere mehrmals erneuert worden ist.

Liquor kàli caustici wirkt ausserordentlich feindlich auf die Organisation des Haares ein. In kurzer Zeit erscheint die Flüssigkeit mit zahllosen Hornschuppen der Epithelialschicht des Haares bedeckt. Das Haar wird von aussen schichtweise zerstört, dagegen scheint die Flüssigkeit in dem inneren röhrenförmigen Baue des Haares nur sehr langsame Fortschritte zu machen. In den Windungen der Mark-Substanz dringt die Aetzkalilauge in fünf Minuten kaum um eine Linie weiter, aber wo sie die Mark-Substanz überhaupt trifft, da verschwindet unter ihrem vernichtenden Einflusse das schwarze Pigment vollständig und die gewundenen Gänge der Mark-Substanz, welche kurz vorher mit pechschwarzen Pigmentzellen strotzend angefüllt waren, erscheinen nach der Einwirkung der Aetzkalilauge so farblos und durchsichtig, als wenn sie nie pigmentirt gewesen wären. Die Aetzkalilauge ist zu consistent, um in dem röhrenförmigen Baue schnell vorwärts dringen zu können; den Beweis hiervon liefert sofort das Zutröpfeln von destillirtem Wasser, denn ist dies geschehen, so dringt die Flüssigkeit in der Mark-Substanz schneller vor, als bisher.

Alkohol wirkt auf das Haar in einer ganz anderen Weise. Er löst die Hornlamellen der Epithelialschicht des Haares nicht sogleich ab, sondern macht sie nur durchsichtiger, und die dachziegelartig über einander liegenden Epithelial-Schuppen sind auch nach längerer Einwirkung des Alkohols deutlich zu erkennen. Die Auflösung des schwarzen Pigments der Mark-Substanz erfolgt nur unvollständig und sehr langsam. Die Hornstäbchen der Cortical-Substanz bleiben unverändert bis auf eine Vermehrung ihrer Durchsichtigkeit, so dass die spindelförmigen, einzeln stehenden Pigmentzellen der inneren Cortical-Substanz auf weissem Grunde recht deutlich hervortreten. Gleichzeitig erscheinen auch die Zwischenräume zwischen den einzelnen Hornstäbchen der inneren Cortical-Substanz deutlicher sichtbar. Auf die Haarwurzel wirkt Alkohol nur sehr langsam und durchaus nicht destructiv. Nur nach mehrstündiger Einwirkung des Alkohols bemerkt man nach und nach Auflockerung der gesammten Hornsubstanz und dann erst beginnt eine allmählige Lostrennung von Epithelialschuppen und einzelnen Hornstäbchen der äusseren Cortical-Substanz, die sodann auf der Flüssigkeit obenaufschwimmen und noch lange als kurze, etwa 0,01 Mm. lange und 0,001 Mm. breite Hornstäbchen sichtbar bleiben.

Aus allen diesen chemischen Versuchen geht nun zur Evidenz hervor, dass nicht nur gasförmige Stoffe, wie oben mit dem Chlorgas nachgewiesen wurde, sondern auch Flüssigkeiten ihren Weg durch die Haare finden.

§ 14.

Nebenzwecke der Haare gewisser Gegenden.

Wenn sich nun aus den im Vorstehenden gemachten Beobachtungen erkennen lässt, dass der Hauptnutzen und die wesentliche Bestimmung der Haare die sei, Stoffe aus dem Körper zu entfernen, welche der menschlichen Oeconomie nicht mehr dienlich sind, dafür aber auch andere Stoffe aus der Atmosphäre aufzunehmen und dem Organismus zuzuführen, die er zu seiner Existenz nöthig hat, so ist es doch auf der andern Seite nicht zu verkennen, dass die Haare gewisser Gegenden des menschlichen Körpers nebenbei noch andere Zwecke haben, die bei einigen sehr nahe liegen und leicht zu errathen sind, bei anderen jedoch kaum mit Sicherheit constatirt werden können.

Im Allgemeinen deutet der Umstand, dass an dem menschlichen Körper überall da mehr oder weniger Haare angebracht sind, wo sich natürliche Oeffnungen, Ein- und Ausführungsgänge und dergleichen befinden, offenbar darauf hin, dass alle diese Theile vor dem Eindringen von Staub, Insecten etc. gesichert sein sollen, und das menschliche Haar ist vermöge der Rauhigkeiten, die sich an ihm wahrnehmen lassen, sowie vermöge der an ihm haftenden Haarsalbe ganz vorzüglich geeignet, die in der Luft umherfliegenden feinen Stäubchen aufzufangen, zugleich aber auch den Insecten ein fast unübersteigliches Hinderniss gegen das Eindringen in den Organismus in den Weg zu legen.

Die Haare gewisser Gegenden, wo das Eindringen von Insecten ganz besonders nachtheilige Folgen haben würde, sind daher mit Eigenschaften ausgestattet, die sogar angethan sind, Insecten, die sich dahin verirren sollten, zu verletzen. Dergleichen Haare bilden dadurch eine förmliche Schutzwaffe. Es sind dies vorzugsweise die Cilien, welche meist eckig, ja oft so scharfkantig sind, dass sie bei krankhafter Einwärtskehrung das Auge bekanntlich nicht unbedeutend verletzen. Zudem befinden sich an den schneidenden, scharfen Kanten der Haare zahllose feine Widerhaken, welche constant von der Wurzel abwärts und nach der Spitze zu gerichtet sind und dadurch das in ihre Nähe kommende Insect förmlich auffangen, demselben den Weg nach dem Auge versperren, dagegen den Weg nach Aussen offen lassen. Wie es dem Menschen unmöglich ist, eine Korn- oder Gersten-Aehre mit der Spitze zuerst zu verschlingen, weil sich Tausende von feinen sägeförmig nach der Spitze zu gerichteten Widerhaken in die Schleimhaut des Mundes ankerartig eingraben, so wird es kleinen Insecten unmöglich gemacht, durch die scharfkantigen, mit Widerhaken versehenen Augenwimpern an den Augapfel zu gelangen.

Ebenso deutlich liegt der Nebennutzen der Augenbrauen zu Tage. Sie sollen, wie aus ihrer Form hervorgeht, offenbar dazu dienen, dem von der Stirne rinnenden Schweisse den Weg nach dem Auge zu versperren und nach der Seite abzuleiten, wo er, wenn er an den Schläfen und an den Wangen herabläuft, keinen Schaden machen kann, während er auf das empfindliche Auge je nach seinen mehr oder weniger scharfen Beimischungen sehr schmerzerregend, ja sogar entzündliche Erscheinungen hervorrufend einwirkt.

In ganz ähnlicher Weise könnte man in dem menschlichen Haupthaar und in der ganzen natürlichen (nicht künstlichen) Anordnung vom Wirbel aus ein schützendes Dach erblicken, sehr wohl dazu geeignet, den Regen etc. abzuleiten, dem wichtigsten Theile des Organismus aber, dem Gehirn, als dem Hauptsitze der zu immer höherer Vervollkommnung bestimmten Intelligenz, gleichzeitig Schutz gegen äussere Verletzungen zu bieten. Was das menschliche Haar in dieser Beziehung leistet, davon weiss jeder Fechter Rechenschaft zu geben und die Kopfverletzungen würden weit gefährlicher werden, wenn dem Menschen keine Haare auf das Haupt gewachsen wären.

Dass auch die Haare in der Nase (vibrissae) und die Haare in dem äusseren Gehörgange (tragi) jedenfalls den Zweck haben, diese Stellen vor Staub und Insecten zu schützen, das bedarf keiner besonderen Erläuterung.

Anders verhält es sich mit der Nebenbestimmung der Haare anderer Gegenden, wie der Achselhöhle, der Schaamgegend und des männlichen Bartes.

Der Zweck der Glandebalae, oder Achselhaare, ist gewiss ein mehrfacher und besteht nicht blos in der Ausführung gewisser Stoffe aus dieser drüsenreichen Gegend, welche fast stets mehr oder weniger gelblich-röthliches Pigment enthalten, sondern mag wohl auch in der Verminderung der Reibung bei den vielfachen Bewegungen der oberen Extremitäten beruhen. Dass die Glandebalae aber auch mit der Sexual-Sphäre in einem gewissen uns nicht genau bekannten Zusammenhange stehen, das scheint aus ihrem Entstehen und Hervorsprossen während der Pubertäts-Entwickelung zu erhellen.

Ebenso scheint der Zweck der Pubes ein mehrfacher zu sein, denn sie dienen nicht nur zur Ausführung specifisch riechender Ausdünstungen, sondern auch zur Abhaltung von Staub und Insecten, zur Ableitung des vom Bauche herabfliessenden Schweisses, zur Verminderung der Friction bei geschlechtlichen Werken und wahrscheinlich spielen sie auch eine nicht unwesentliche Rolle bei dem Generationsprocesse in Betracht der polarisch entgegengesetzten Electricitäts-Verhältnisse beider Geschlechter. Stark entwickelte Schaamhaare sollen daher auch auf einen starken Geschlechtstrieb schliessen lassen.

Wenn aber Jahn (in dem oben angeführten Werke) behauptet, dass Frauen, welche an der Schaamgegend keine Haare haben, auch nie schwanger werden könnten, so beruht dies auf einem Irrthum, denn ich selbst habe vor mehreren Jahren eine junge Frau entbunden, welche gänzlich haarlos an den Genitalien war.

Was nun neben dem allgemeinen Zwecke der Behaarung den Zweck des männlichen Bartes anlangt, so liegt demselben wohl die Bestimmung zu Grunde, dass der Mann, wie die meisten Thiere männlichen Geschlechts, in dem Barte ein sehr augenfälliges Zeichen des Geschlechtsunterschiedes vom Weibe tragen sollte, eine Ansicht, welche dadurch consolidirt wird, dass der Bart ja nie vor, sondern stets zugleich mit der Geschlechtsentwickelung hervorsprosst. Bei den Vögeln zeichnet sich das Männchen durch ein schöneres und reicheres Gefieder vor dem Weibchen aus, bei den Reptilien bringt das Geschlecht vielfache characteristische Farben-Unterschiede hervor und bei den meisten Quadrupeden sind ebenfalls die Geschlechts-Unterschiede nicht nur auf die Genitalien beschränkt, sondern zum Theil mit weit augenfälligeren Abweichungen in der gesammten Organisation verbunden. Dass der Bart des Mannes übrigens ein characteristisches Zeichen des Geschlechts sein soll und ist, dafür spricht auch das Zurückgehen des Bartes bei Castrirten, ähnlich wie bei dem Hirsche, welchem die Hoden abgeschossen sind, kein Geweih mehr wächst.

§ 15.

Einfluss der Lebensart auf die Entwickelung der Haare.

Jemehr der Mensch den Witterungseinflüssen ausgesetzt ist, desto kräftiger entwickelt sich an ihm der Haarwuchs. So erzählt Bernhard Connor von einem wilden Knaben, der in dem Alter von 10 Jahren Anno 1694 in den lithauischen Wäldern von Jägern gefangen wurde. Mit Ausnahme der äusseren Gestalt hatte er Nichts mit einem Menschen gemein und über den ganzen Körper war er durchaus behaart. Er war im zartesten Alter von einer säugenden Bärin gefangen, zu den Jungen gebracht und von ihr gleich diesen an ihren eigenen Brüsten gesäugt worden. Aehnlich ist der aus der neuesten Zeit bekannte Fall der Miss Pastrana, welche ebenfalls ihre ganze Jugendzeit ohne Kleidung und in fast wildem Zustande in den Wäldern America's zugebracht haben soll. Auch sie war ungewöhnlich stark behaart.

Die Einwirkung der freien Luft und des Sonnenlichtes ist den Haaren am meisten zuträglich. Wir finden daher unter den Landleuten, bei dem Schiffsvolke, überhaupt bei Allen, die den Witterungsverhältnissen oft ausgesetzt sind, den kräftigsten und gesündesten Haarwuchs, dagegen bei Allen, die vorzugsweise eine sitzende Lebensart führen und nur selten an die Luft kommen, spärliches, dünnes, vorzeitig ergrauendes und ausfallendes Haar. Sehr warme Bekleidung und insbesondere das Tragen von Pelzmützen ist dem gesunden Wachsthume der Haare überaus nachtheilig. Am entschiedensten aber wirkt auf den Lebensprocess der Haare der psychische Einfluss. Nagender Kummer, Noth und Sorgen tragen am schnellsten zum Erbleichen, wie zum Ausfallen der Haare bei, während Gemüthsruhe und Heiterkeit, bei denen die Gesundheit im Allgemeinen am besten gedeiht, auch dem Haarwuchse am meisten förderlich sind.

Dass gewisse Lebensbeschäftigungen das Erkranken der Haare sehr befördern und dass der öftere Aufenthalt z. B. in stark chlorhaltiger Luft baldiges Ergrauen und Ausfallen der Haare nach sich zieht, darauf werden wir speciell im pathologischen Theile dieser Arbeit zurückkommen.

§ 16.

Das menschliche Haar in archäologischer und ethischer Beziehung.

Von jeher wurde das menschliche Haar für eine Hauptzierde gehalten, doch in der Art, das Haupthaar zu tragen, herrschte schon unter den Völkern des grauen Alterthums grosse Verschiedenheit. Nach den in Theben gefundenen Basreliefs trugen die Aegyptier das Haupthaar an der Stirne kurz, am Hinterkopfe jedoch wesentlich länger. Bei den Griechen suchte man das Haar, als den schönsten Schmuck, den die Natur dem Menschen verliehen hat, sorgsam zu pflegen und durch Kunst zu verschönern. In den Gesängen des Homer (Iliad. XIV, 176) flicht sich Here, um dem Zeus zu gefallen, *πλοκάμους φαεινοὺς, καλοὺς, ἀμβροσίους*; daselbst (Iliad. III, 53 und XVII, 52) werden auch Paris und Euphorbus wegen ihrer Eitelkeit getadelt, da sie zu hohen Werth auf ihr schönes Haar legten. Nach Homer trugen die Achäer langes Haar, während die Bewohner Euböa's es nur hinten lang trugen und daher *ὄπιθεν κομόωντες* (Iliad. II, 542) hiessen. Die Spartaner mussten langes Haar tragen und wurden daher von den Athenern, welche es mässig verschnitten und mit allerhand wohlriechenden Stoffen salbten, auf der Bühne verhöhnt (Aristoph. Av. 1287 flg.). Gleichwohl galt, wie aus mehreren alten Schriften hervorgeht, im Allgemeinen in ganz Griechenland die Sitte, dass der freie Mann das Haupthaar länger trug, als der Sclave. Oft verspottet Aristophanes auch die Weichlinge, die eine weibische Sorgfalt auf ihren Haarputz verwendeten, und hieraus ergiebt sich wiederum, dass die griechischen Frauen ihren Haarschmuck sorgsam gepflegt haben, wie wir denn auch an den antiken Frauenköpfen der Griechen, z. B. an der Büste der Aspasia, schön und künstlich geordnetes Haar bemerken. Aber auch Haarfärbemittel waren damals schon in Gebrauch. Die beliebteste Farbe war die blonde (ξανθή, μελίχροος). Apollo, Bacchus, die Grazien und die meisten Heroen werden als blondhaarig besungen, wie bei Homer (Iliad. XXIII, 141) Menelaos und Achilles.

Allgemein war bei den Griechen die Sitte, bei Trauerfällen sich das Haar abzuschneiden oder ohne Pflege und Ordnung schmucklos herabhängen zu lassen. Das abgeschnittene Haar brachte man auch wohl dem Abgeschiedenen auf seinem Grabe als Opfer dar, wie aus Aeschylus und Sophocles (Electr. v. 52, 884) bekannt ist, nach denen die Gegenwart des Orestes bei seiner Rückkehr an dem auf das Grab des Agamemnon gelegten Haare von seinen Schwestern erkannt wurde. Man nannte dies Trauerlocken (πλοκάμους πενθητηρίους). Auch falsches Haar trug man schon, wie aus Aristoph. (Thesmoph. v. 258) hervorgeht. In Medien waren nach Xenophon (Cyropaed. I, III, 2) schon zur Zeit des Astyages falsche Haartouren in Gebrauch.

Bei den Römern war es in der frühesten Zeit Mode, das Haupthaar lang herabhängend zu tragen, wie aus Varro's und Plutarch's Schriften hervorgeht. Nach und nach kamen aber die Moden aus Griechenland herüber und schon zu Cicero's Zeiten war das Haarkräuseln bei den jungen Stutzern Roms en vogue. Ja die descendentes capilli des Petron scheinen sogar terrassenartig übereinanderliegende Locken zu sein, ähnlich den Locken der Allongenperücken des vorigen Jahrhunderts. So trug Nero nach Sueton eine förmliche Allongenperücke, eine merkwürdige Uebereinstimmung in den Moden der alten und neueren Zeit. Nach Ovid und Juvenal war das blonde Haar der Deutschen bei den Römern so beliebt, dass man blonde Perücken auf den kurz geschorenen schwarzen Köpfen trug und die Römerinnen schmückten ihre Häupter, ganz ähnlich wie jetzt, mit Chignons von falschen Haaren.

Die alten Bewohner des europäischen Nordens und namentlich die Celten in Gallien und Britannien hatten nach Dio Cassius, Caesar, Tacitus und Strabo die Sitte, ihr langes, flachsgelbes Haar, das sie nach Plinius (XVIII, 51) durch Kalkwasser und Seife noch mehr zu bleichen suchten, mit Sorgfalt zu pflegen und am Hinterkopfe zusammen zu binden. Daher nannten die Römer, nachdem sie in das eigentliche Gallien eingedrungen waren, das Land zum Unterschiede von der gallischen Provinz, Gallia comata. Aus gleichem Grunde hiessen bei ihnen einige celtische Alpenvölker Capillati (conf. Plin. III, 5, 20).

Die germanischen Völker trugen ebenfalls langes Haar und verwandten besondere Sorgfalt auf die Pflege desselben. Abgeschorenes galt bei ihnen als ein Zeichen der Unterwürfigkeit. Am entschiedensten scheint sich die Ehrentracht des langen Haares unter den Franken erhalten zu haben, daher heisst Puer crinitus im salischen Gesetz ein Jüngling von edler Abkunft. Sehr langes Haar durften nur die Könige tragen. Unter den Carolingern hört diese Sitte auf und wir wissen, dass schon Carl der Grosse kurzes Haar trug. Auch die scandinavischen Völker und die Angelsachsen liebten langes Haar. Das Abscheeren desselben war eine entehrende Strafe, welche z. B. Ehebrecherinnen traf, wie auch Tacitus von den alten Germanen erzählt. Später wurde das Haarabschneiden bei den Longobarden und Sachsen nach dem Sachsenspiegel als Strafe für kleine Diebstähle verhängt. Daher bedeutet Gerichtsbarkeit zu Haut und Haar, die kleinere, im Gegensatze der grösseren: zu Hals und Hand.

II.

Pathologischer Theil.

§ 17.

Die Haare als Träger und Verbreiter von Krankheitsstoffen.

Wir haben in § 10 des ersten Theiles nachgewiesen, dass das menschliche Haar im Stande ist, sowohl Stoffe dem Körper zuzuführen, als auch Ausdünstungen aus dem Organismus zu entfernen. Die Versuche mit Chlorgas bestätigten insbesondere den Durchgang von Gasarten durch das Haar und geben uns zugleich ein sehr anschauliches Bild von der Art und Weise, in welcher auch luftförmige Krankheitsstoffe durch die Haare dem Körper zugeführt werden können, gleichzeitig aber auch, wie der Organismus im Stande ist, krankhafte Stoffe durch das Haar zu entfernen.

Wie lange nun gasförmige Stoffe sich in den Haaren verhalten können, namentlich wenn sie nicht dem Zutritte der freien Luft ausgesetzt sind, das lässt sich wiederum durch Versuche ermitteln, die ich folgendermaassen angestellt habe. Unter einer Glasglocke wurde durch eine Parthie frisch verschnittenes Haar ein Strom Schwefelwasserstoffgas geleitet. Die Haare absorbirten eine beträchtliche Menge dieses Gases und wurden sodann fest verpackt in einem fast hermetisch verschlossenen Kästchen aufbewahrt. Vierzehn Tage später wurde das Kästchen geöffnet und das Haar herausgenommen: es roch noch stark nach Schwefelwasserstoff, ja einige Tage später schwärzte sich noch ein Silberplättchen, nachdem es mehrere Stunden mit dem Haar verpackt gelegen hatte. Viele Gerüche nimmt das menschliche Haupthaar sehr leicht an und hält sie lange zurück. Eine Haarlocke, welche einige Zeit neben einem Moschusbeutel gelegen hatte, behielt den Moschusgeruch noch mehrere Jahre lang. Der scharfe Tabaksgeruch der gewöhnlichen Schänkstubenluft haftet bekanntlich nach mehrstündlichem Aufenthalte daselbst in den Haaren bis zum folgenden Tage und der eigenthümliche, süssliche Gefängnissgeruch theilt sich nach längerer Gefangenschaft dem Haare in solchem Grade mit, dass man an dem Entlassenen noch mehrere Tage nach seiner Freilassung diesen Gefängnissgeruch wahrnimmt und vorzugsweise sind dann die Haare die Träger derartiger Gerüche. So nehmen in chemischen Fabriken, in pharmaceutischen Officinen, in Gasbereitungs-Anstalten, in Droguen-Handlungen etc. die Haare des Personals die daselbst am meisten herrschenden Gerüche an und erhalten dadurch eine Immunität gegen die Aufnahme anderer, z. B. Krankheiten bedingender Stoffe. So blieben bei vielen Typhus- und Cholera-Epidemieen die Arbeiter chemischer Fabriken, Gasanstalten u. s. w. von Ansteckung frei. Auf der anderen Seite ist es aber ein bekannter Erfahrungssatz, dass Ansteckungsstoffe durch das Haar der Menschen und Thiere aufgenommen und verschleppt werden.

Schon die Feuchtigkeit oder Trockenheit der uns umgebenden Luft bestimmt die aufsaugende oder aushauchende Wirkung der Haare. Das Haar zieht Feuchtigkeit aus der Luft an und zwar nach so bestimmten Gesetzen, dass man es bekanntlich zu hygrometrischen Zwecken benutzt. Bei feuchter Witterung ist also die Thätigkeit der Haare vorherrschend eine aufsaugende und es kann uns daher nicht Wunder nehmen, wenn gleichzeitig mit der Feuchtigkeit durch das Haar auch Stoffe aufgesaugt werden, welche bei vorhandener Prädisposition gewisse Krankheitserscheinungen im Körper hervorrufen. Hiermit lässt sich auch die Beobachtung erklären, dass weit mehr Krankheiten bei feuchter Witterung vorkommen, als bei trockener Luft, wo die Thätigkeit im Haare vorherrschend in einer aushauchenden besteht. Wir bemerken diese Unterschiede sehr deutlich, wenn auf die bei uns meist feuchten Westwinde die trockenen Ostwinde folgen, sowie bei dem Uebergange aus der feuchten Frühlingsluft in die Hitze des Sommers. Während wir bei feuchter Witterung hauptsächlich Krankheiten vorfinden, welche durch äussere Einflüsse entstehen, wie Catarrhe, Rheumatismen, Wechselfieber u. dergl., beobachten wir bei heisser, trockener Luft eine vermehrte Geneigtheit der thierischen Materie zu chemischen Processen, also vorwaltend Krankheiten, die sich von Innen herausbilden, ohne Zuthun äusserer Einflüsse. Am auffälligsten zeigt sich dies im Innern Africa's, wo nach den Berichten reisender Naturforscher während der Regenzeit viele Menschen erkranken. Kaum beginnt aber der Harmattan zu wehen, so hören alle Epidemieen schnell auf und alle Kranken sind schon nach wenigen Stunden genesen. Dass hierbei die schnelle Umänderung der Thätigkeit der Haare und der Haut aus der aufsaugenden in die aushauchende von wesentlichem Einflusse auf den Genesungsprocess sein muss, ist nicht zu bezweifeln.

Eine ebenso wichtige Rolle spielen die Haare in ihrer Eigenschaft als Leiter der Luftelectricität und wirken auch hier entweder in einer aufsaugenden oder ausströmenden Thätigkeit. Wir erkennen dies an den Haaren der schwarzen Katzen, welche je nach den electrischen Verhältnissen der Atmosphäre beim Streichen der Haare gegen den Strich im Finstern Funken ausstrahlen und leuchten. Allein dies ist keineswegs immer der Fall. Es giebt electrische Verhältnisse in der Atmosphäre, wo das Haar die Electricität der Luft absorbirt, aber nicht ausstrahlt und in dieser eine stete Ausgleichung zwischen den äusseren und inneren Electricitätsverhältnissen vermittelnden Function erkennen wir ebenfalls eine wichtige Bestimmung der Haare. Es ist ja bekannt, dass bei manchen, sonst beherzten Menschen, während eines heftigen Gewitters die Haare, wie man zu sagen pflegt, zu Berge stehen. Das gestörte Gleichgewicht zwischen der Luftelectricität und den Electricitätsverhältnissen des menschlichen Organismus bringt dann Angstgefühl, Bangigkeit, kurzen Athem, ja bei sehr reizbaren Personen sogar Zuckungen in den Muskeln und Krampferscheinungen hervor.

In sumpfigen Gegenden, welche nie von Winden bestrichen werden, befindet sich das Haar der Menschen unaufhörlich im Zustande des Aufsaugens und da der Sumpfluft stets Ausdünstungen faulender organischer Stoffe beigemischt sind, welche durch das Haar und die Haut dem Organismus fast ununterbrochen zugeführt werden, so giebt die Aufsaugung derselben Veranlassung zu mancherlei Erkrankungen, namentlich Wechselfiebern. Aus diesem Grunde sind die niedrig gelegenen Gegenden von Seeland und Holland, die Umgebung der pontinischen Sümpfe, die Landstrecken, welche in Italien vom Po und der Tiber und in Aegypten vom Nil überschwemmt werden, die Küsten des caspischen Meeres, Java, Jamaica etc. überaus ungesund.

Bei Typhus-Epidemieen begünstigt feuchte Witterung die Verbreitung der Krankheit in hohem Grade. Warum? Weil, wie wir oben gezeigt haben, bei feuchter Witterung ununterbrochen eine aufsaugende Thätigkeit in den Haaren stattfindet. Bekanntlich entwickeln sich Contagien gern in eingeschlossenen Räumen, in Krankenhäusern, Lazarethen, Gefängnissen, Schiffsräumen u. s. w. und die Verbreitung der Krankheiten geschieht durch die Ausdünstungen der Kranken und Derjenigen, welche mit ihnen in öftere Berührung kommen. Offenbar sind hier die Haare die Träger jener contagiösen Ausdünstungen in noch höherem Grade, als die Lymphdrüsen mit ihren vielfach verschlungenen Saugadern, denn miasmatisch-contagiöse Stoffe, welche einen specifischen Geruch besitzen, verrathen sich oft in den Haaren durch diesen Geruch, während die Haut denselben nicht wahrnehmen lässt. Am meisten ist es ja der Sinn des Geruchs, durch welchen man Veränderungen der Atmosphäre zu erkennen im Stande ist, welche miasmatische Krankheiten hervorgebracht haben oder sie hervorbringen können. Der Geruch ist es, der uns die Zersetzung organischer Stoffe, übergrosse Anhäufung lebender Organismen in geschlossenen Räumen, Sumpfluft u. s. w. erkennen lässt. Hiervon durchaus unterschieden sind die riechbaren Ausdünstungen gewisser contagiöser Krankheiten, wie mancher acuten Exantheme, welche junge Aerzte nach Vater Heims Vorgange jetzt schon in den Vorzimmern riechen wollen, um sich in den Augen der Laien mit einem ganz besonderen ärztlichen Nimbus zu umgeben. So lässt sich sowohl Miasma, die Frucht aus todten Körpern, als auch Contagium, die Frucht von lebendigen, oft deutlich durch den Geruch erkennen, und die Haare sind es vorzugsweise, welche diese Gerüche der Miasmen und Contagien in sich aufnehmen und länger behalten, als alle anderen aufsaugenden Organe. Hieraus erklärt sich die grosse Wachsamkeit, welche man bei ansteckenden Seuchen stets auf die Haare, Pelze, Felle und Wolle zu verwenden pflegt. Nach Hildenbrandt (Ueber den Typhus) tragen die Haare zur Leitung der Ansteckungsstoffe wahrscheinlich auf eine positive oder negative Art bei. Bekanntlich geschieht die venerische Ansteckung nur durch unbehaarte Theile, die herpetische hingegen nur durch behaarte. Letzteres gilt auch vom Grinde. Bei typhösen, exanthematischen, ansteckenden Fieberkrankheiten scheinen nach Hildenbrandt die unbehaarten Theile zu geringfügig, als dass nur durch sie eine so häufige und so allgemeine Ansteckung stattfinden könnte und es wäre allerdings zu vermuthen, dass, obschon die Haare keine vortheilhaften Leiter des Wärmestoffes sind, die gewöhnliche Fieberansteckung doch grösstentheils durch die behaarten Theile geschehe, oder von diesen eigentlich der Ansteckungsstoff aufgenommen werde.

§ 18.

Ueber gewisse Krankheitsanlagen, die sich aus der Beschaffenheit der Haare erkennen lassen.

Wie man aus den Eigenthümlichkeiten der Haare meist einen richtigen Schluss auf den Character der betreffenden Person ziehen kann, wie man weiss, dass hartes, borstiges Haar nur auf den Häuptern von Menschen harten und widerspenstigen Characters, weiches, zartes und geschmeidiges Haar nur bei sanften, weichherzigen Menschen und stark gekräuseltes Haar oft bei eitlen, unzuverlässigen Menschen vorkommt, so hat langjährige Erfahrung auch gelehrt, dass gewisse Krankheitsanlagen mit gewissen Eigenschaften des menschlichen Haares zusammenfallen. Schon Sydenham machte die Beobachtung, dass z. B. rothhaarige Menschen eine Disposition zu Anginen und Brustentzündungen hatten. Dünnes, feines, blondes Haar finden wir meist auf den Häuptern derjenigen Menschen, welche zu Tuberculose geneigt sind, je mehr sich aber diese Krankheit entwickelt, desto mehr steigert sich bisweilen das Wachsthum der Haare und wir beobachten daher nicht selten bei in hohem Grade abgezehrten Schwindsüchtigen einen schönen, üppigen Haarwuchs, der sich auf Kosten der gesammten, ohnehin schon schwer beeinträchtigten Säftemasse ausbildet und der dadurch zum schnelleren Ruin des kranken Organismus wesentlich mit beiträgt. Wir finden ferner sehr dünnes und weiches Haar bei Epileptischen oder überhaupt zu Krämpfen geneigten Personen. Bei allen Krankheiten, bei welchen eine grössere oder geringere Blutentmischung, oder ein namhafter Säfteverlust stattfindet, beobachtet man, mit alleiniger Ausnahme der Tuberculose, eine veränderte, krankhafte Beschaffenheit der Haare, die theils ihren Glanz, theils ihre ursprüngliche Farbe, theils ihre Elasticität verlieren, oder die Haare sterben massenhaft ab und fallen aus, wie dies z. B. meistens nach dem Typhus stattfindet. Bei jugendlichen Personen wachsen jedoch neue Haare nach, die bisweilen eine andere Farbe zeigen, als die ersten. So verlor eine junge Dame nach einem schweren Typhus ihr blondes Haar vollständig, allein das neue, nachwachsende Haar war kastanienbraun und blieb immer ziemlich dünn. Bis zum 22. Lebensjahre war sie Blondine, von da an aber in Folge des Typhus Brünette. Einen so auffälligen Farbenwechsel des Haares habe ich in einer zwanzigjährigen Praxis nur dieses eine Mal wahrgenommen.

Apoplectiker haben, so lange sie jung sind, gewöhnlich starkes Haar, das jedoch zeitig ausfällt. Bei Rhachitischen ist das Haar meist spröde und spaltet sich gern an der Spitze. Krebsleiden kommen ungleich häufiger bei schwarzhaarigen, als bei blondhaarigen Menschen vor. Nach Vogel (Heckers literar. Annal. der gesammten Heilkunde III, 385 u. flge.) zeigt sich bei Gichtischen oft eine schnelle, sichtbare Veränderung in den Haaren hinsichtlich ihrer Geschmeidigkeit, ihres Glanzes und ihrer Farbe. Diese Veränderungen gehen bisweilen mit den Gichtanfällen Hand in Hand und verschwinden wieder, wenn der Anfall vorüber ist. Hieraus haben schon ältere Autoren auf einen nachweisbaren und augenfälligen Zusammenhang der Gichtkrankheit mit dem Haarleben geschlossen. Ausserdem steht auch fest, dass überhaupt blonde oder hellhaarige Menschen weit mehr zur Gicht geneigt sind, als schwarzhaarige, bei denen erfahrungsgemäss eine Neigung zu Herzkrankheiten, zu Unterleibsleiden, zu Venosität, zu Leberanschoppung etc. vorherrscht. Man hält es ferner für ein ominöses Zeichen in Fiebern aller Art, wenn die Haare ihre Elasticität, ihren Turgor vitalis verlieren und glanzlos, schmutzig, welk und schlaff herabhängen und gleichsam schon wie abgestorben sind. J. Frank will dies auch bei Lungenschwindsucht und Wassersucht beobachtet haben. In einem Falle von Puerperalfieber bei einer noch in den zwanziger Jahren stehenden Frau ergraute das vorher schön braune Haar im Laufe weniger Wochen und erhielt seine frühere Farbe nie wieder. Gleichwohl zeigten die Haare unter dem Microscop ganz dunkle Pigmentzellen in der Marksubstanz, aber viele Haare waren an der Spitze gespalten. Das vorzeitig ergraute Haar zeichnete sich durch grosse Sprödigkeit aus. — Juvenal und Lavater schreiben der Beschaffenheit der Haare einen hohen physiognomischen Werth zu. Sie gehen aber in der Beurtheilung der Menschen-Charactere aus den Haaren offenbar zu weit. Nur die oben angedeuteten Grundzüge dieser Lehre finden ihre Bestätigung in praxi: das Uebergehen zu einer systematischen Erklärung der feinsten, überaus mannichfaltigen Nüancen hinsichtlich der Beschaffenheit des Haares führt auf Irrwege.

§ 19.

Das zeitige Ausfallen der Haare und ein neues therapeutisches Verfahren dagegen.

Wenn man ein von selbst ausgefallenes Haar unter dem Microscope mit einem frisch ausgerissenen Haare derselben Gegend vergleicht, so findet man gewöhnlich schon auf den ersten Blick einen namhaften Unterschied zwischen den beiderseitigen Wurzeln. Die Wurzel des ausgefallenen Haares erscheint atrophisch und abgerundet, während die Wurzel des ausgerissenen Haares in Spitzen und Zacken ausläuft, welche gewaltsam von ihrer Umgebung losgezerrt worden sind. Nächstdem erscheint die Wurzel des Letzteren breiter und saftiger, als die des Ersteren. Man hat bei dieser Vergleichung nur die Vorsicht im Auge zu behalten, dass man zu derselben nicht ein schon seit längerer Zeit ausgefallenes Haar benutzt, bei welchem die Haarzwiebel natürlich mehr oder weniger vertrocknet und daher auch dadurch kleiner geworden ist. Nein! Man muss zu dieser Vergleichung ein eben erst ausgefallenes Haar benutzen und dasselbe sofort mit einem Deckgläschen bedeckt unter das Microscop bringen. Auch die Einwirkung von Reagentien und namentlich des Liquor kali caustici zeigt insofern einen wesentlichen Unterschied an den beiden Haaren, als die Haarzwiebel des ausgerissenen Haares der zerstörenden Wirkung des Aetzkali länger widersteht, während die Zwiebel des ausgefallenen Haares fast unmittelbar nach der Berührung mit dem Reagens aufgelöst wird. Ich ziehe hieraus den Schluss, dass allem und jedem Ausfallen der Haare ein gewisser Grad von Atrophie der Haarzwiebel zu Grunde liegen muss und dass das Haar, sobald dieser atrophische Zustand der Haarzwiebel bis zu einem gewissen Punkte vorgeschritten ist, wie ein fremder Körper vom Organismus ausgestossen wird. Dieser atrophische Zustand der Haarzwiebeln ist aber entweder ein natürlicher oder ein künstlicher. Als einen natürlichen bezeichnen wir ihn in allen den Krankheitsfällen, in welchen der Organismus in Folge von Säfteverlusten nicht mehr im Stande ist, das Haar genügend zu ernähren. Wir haben daher oft Gelegenheit, ein massenhaftes Ausfallen der Haare nach grossen Blutverlusten, nach heftigen Fiebern, nach den meisten dyskrasischen Krankheitsformen, insbesondere aber nach Erkrankungen des Gehirns und Rückenmarks zu beobachten und rechnen hierher auch den Verlust der Haare in Folge von Marasmus senilis. Als einen künstlich hervorgerufenen atrophischen Zustand der Haarzwiebeln dagegen bezeichnen wir das Ausfallen der Haare in Folge des Missbrauchs stark wirkender Arzneistoffe, sowie in Folge der Einwirkung giftiger Dämpfe. Am häufigsten giebt der Missbrauch von Quecksilberpräparaten Veranlassung zum Verlust der Haare und man glaubte nicht selten Ausschweifungen in Venere als die Hauptursache des vorzeitigen Ausfallens der Haare bei Männern betrachten zu müssen, während die Schuld in einer einzigen Mercurialkur bestand. Ein Kranker, welcher wegen Syphilis mit Quecksilberpräparaten behandelt worden war und auf den Rath eines alten Wundarztes bedeutende Mengen Mercurs nach und nach verbraucht hatte, bekam in Folge von langer Salivation nicht nur ganz lockere Zähne, sondern das Haar ging ihm in grossen Massen täglich aus. Während einer sofort vorgenommenen Jodkali-Kur wurden Zähne und Haare wieder fest.

Aehnlich wie Quecksilber bewirkt auch der Missbrauch von Bleipräparaten leicht ein schnelles Ausfallen der Haare und ebenso wirken Blei-, Quecksilber- und Arsenikdämpfe. In ganz kleiner Menge dem Organismus zugeführt bringt Arsenik einen gesunden und üppigen Haarwuchs hervor, allein zu grosse Mengen, oder der zu lange fortgesetzte Gebrauch kleiner Dosen des Arsens bedingen das Gegentheil hiervon: auf einen hypertrophischen Zustand der Haarzwiebeln folgt Atrophie derselben.

Noch mehr, als alle diese Schädlichkeiten, wirken anhaltende geistige und körperliche Anstrengungen, Kummer und Sorgen, Furcht und Schrecken, insbesondere aber Ehrgeiz auf den Verlust der Haare: Gelehrte und grosse Staatsmänner verlieren daher noch lange vor dem Beginn der Aetas decrepita einen Theil ihres Haupthaars. Ausserdem giebt es viele Familien, in denen die Kahlköpfigkeit erblich ist.

Am häufigsten beruht das ätiologische Hauptmoment des frühzeitigen Ausfallens der Haupthaare auf dem übermässigen Genusse alkoholhaltiger Getränke und es scheint, als ob durch die vermehrte Thätigkeit der Urinwerkzeuge bei Gewohnheitstrinkern auch die Stoffe mit ausgeschieden würden, deren der Organismus zur Ernährung der Haare bedarf.

Auch der Schweiss ist den Haaren schädlich und begünstigt das Ausfallen der Haare sehr. Wir finden daher, dass alle diejenigen, welche den Kopf zu warm halten und ungeachtet eines genügenden Haarwuchses auch zu Hause eine warme Kopfbedeckung tragen, sehr bald kahlköpfig werden. Schon Hippocrates sagt: „Capiti frigus convenit.“ Und dieser Erfahrungssatz findet dadurch seine volle Bestätigung, dass Nordländer, die sich nach einem heissen Klima übersiedeln, bei ungenügender Vorsicht gar bald ihren reichen Haarschmuck verlieren. Sobald der Mann in das mittlere Lebensalter tritt, beobachten wir an ihm oft eine vermehrte Neigung zu Transpiration des Kopfes im Sommer und schon wenige Jahre später beginnt der Scheitel kahl zu werden. Hiergegen empfiehlt sich als ein überaus einfaches Mittel das Tragen sehr leichter, hie und da mit kleinen Oeffnungen versehener Kopfbedeckungen, durch welche das übermässige Schwitzen der Kopfhaut vermindert wird. Es lässt sich hiervon ein noch günstigerer Erfolg versprechen, als von den gegen das übermässige Schwitzen des Kopfes bisher empfohlenen wöchentlichen Waschungen der Kopfhaut mit Salbey- oder China-Abkochung.

Bei Frauen und Mädchen geben oft unsinnige Haarmoden Veranlassung zu vorübergehendem Ausfallen der Haare (Madesis oder Madarosis). So greift zu festes Binden, Flechten und Wickeln das Haar bedeutend an und es wird entweder im Wachsthum gehindert, oder fällt in Folge des täglichen Zerrens und Reissens an den Haarwurzeln vor der Zeit aus. Auch das viele Bürsten des Haares mit den jetzt allgemein gebräuchlichen Haarbürsten ist den Haaren schädlich und als eine wesentliche Ursache der jetzt immer mehr und mehr überhand nehmenden Kahlköpfigkeit zu betrachten.

Wie schon Aristoteles (De generat. animal. c. III) bemerkt, sind das weibliche Geschlecht und Blindgeborene der Kahlköpfigkeit weniger unterworfen. Diese Beobachtung ist sehr richtig, allein eine plausible Erklärung derselben habe ich nirgends gefunden. Vogel glaubt die Ursache der so seltenen Kahlköpfigkeit der Frauen theils in dem fortwährenden Warmhalten des Kopfes (?), theils darin zu finden, dass das Aufhören der Menstruation den Kohlenstoff, somit das Pabulum der Haare im Körper zurücklasse. Meines Erachtens hängt jedoch das seltenere Vorkommen der Kahlköpfigkeit bei Frauen mit ihrer Bartlosigkeit, überhaupt der geringeren Behaarung am ganzen Körper zusammen.

Gar oft machen wir nämlich die Bemerkung, dass Männer, welche einen ungewöhnlich starken Bartwuchs und eine sehr reichliche Behaarung am übrigen Körper haben, mit einem dünnen, spärlichen und frühzeitig ausfallenden Haupthaare ausgestattet sind. Hiermit steht die oft gemachte Beobachtung vollkommen im Einklange, dass Männer, welche einen starken Vollbart tragen, leichter, als bartlose, kahlköpfig werden, weil der starke Bart dem Körper viel Hornstoff entzieht. Diesen Verlust nun erleidet der weibliche Körper nicht und die Oeconomie desselben ist daher leichter im Stande, das Haupthaar reichlicher und längere Zeit hindurch zu ernähren, als dies bei den Männern der Fall ist. Ausserdem dürfte hierbei auch noch die grössere Mässigkeit der Frauen in den meisten Genüssen und namentlich solchen in Betracht zu ziehen sein, welche, wie die Erfahrung zeigt, schwächend auf die Haar-Erzeugung und Ernährung einwirken. Durch die zuletzt genannten Momente liesse sich auch das seltenere Vorkommen der Kahlköpfigkeit bei Blindgeborenen erklären, die ja vielen Einflüssen nicht ausgesetzt sind, welche die Sehenden irritiren.

Je nach dem Sitze und der Ausbreitung der Kahlköpfigkeit unterscheidet man 1) Alopecia (Ἀλώπηξ), die Fuchsraude, und bezeichnet damit das allgemeine Ausfallen der Haupthaare, des Bartes und der Augenbrauen; 2) Madesis, Madarosis (von μαδάω d. h. eine glatte, glänzende, gleichsam nass scheinende Haut haben), lapsus transitorius, das allmählige, vorübergehende Ausfallen der Haare, wobei hie und da dünnbehaarte, aber nicht ganz kahle Stellen auf dem Kopfe entstehen; 3) Phalacrosis (von φαλακρός, kahl), Calvities, Arnaldia, d. h. die am häufigsten vorkommende, vom Scheitel beginnende und sich nach der Stirn zu ausbreitende gewöhnliche Kahlköpfigkeit; 4) Ophiasis (von ὄφις, die Schlange), das Ausfallen der Haare vom Hinterhaupte nach den Ohren zu, so dass nur schmale, von Haaren entblösste Streifen sichtbar sind; 5) Opisthophalacrosis (von ὄπισθεν, nach hinten und φαλακρός, kahl), die Bildung einer kahlen Stelle am Hinterhaupte; 6) Hemiphalacrosis, Kahlheit nur einer Seite des Kopfes, der ich noch 7) Anaphalacrosis (von ἀνά, von vorn), die von der Stirn aus nach dem Scheitel zu gehende Kahlköpfigkeit, beifügen möchte. Mit dem Worte Anaphalantiasis bezeichneten die Griechen nur das Ausfallen der Augenbrauen.

Das Ausfallen der Haare in den späteren Lebensjahren (Calvities senilis) ist nicht eigentlich zu den krankhaften Zuständen zu rechnen, sondern gehört, wie andere ähnliche Erscheinungen, z. B. das Härterwerden der Knochen, das abnehmende Wachsthum der Nägel, das Ausfallen der Zähne u. s. w. zur naturgemässen Abnahme des Körpers. Allein es giebt viele Greise, welche ihr Haar bis in das höchste Alter behalten, so dass wir nicht die Calvities senilis, sondern nur die Madarosis senilis für das vollkommen Normale halten möchten.

Die Kahlheit, welche eine Folge des Alters ist, lässt keine Heilung zu und kann kaum verhütet oder verzögert werden. Dagegen richtet sich die Prognose der Kahlheit in früheren Jahren theils nach der Beschaffenheit derselben, theils aber und vorzüglich nach den verschiedenen einwirkenden Ursachen. Schwer erzeugen sich die Haare wieder, wenn eine gemeinsame Erkrankung der Haarwurzeln das Ausfallen der Haare bedingte. Ist die von Haaren entblösste Stelle des Kopfes sehr bleich, unempfindlich, und wird sie durch Reiben nicht geröthet, so ist die Heilung schwerer, als wenn das Gegentheil stattfindet. Die Ophiasis ist leichter zu heilen, als die Alopecia. Die Alopecia aus erblicher Ursache ist gewöhnlich unheilbar. Narben auf dem Kopfe bekommen niemals ihre Haare wieder. Am leichtesten wachsen die Haare wieder nach acuten Krankheiten und nach dem Wochenbette, wenn nur erst dem Ernährungsgeschäfte im Allgemeinen keine Hindernisse mehr in den Weg treten. Doch ist hierbei zu bemerken, dass, wenn die Haare das erste Mal in Folge einer solchen hitzigen Krankheit ausfallen, sie dann oft in gleicher Menge und Beschaffenheit wieder wachsen; wenn sie aber zum zweiten Male ausfallen, sich nur in geringer Menge wieder erzeugen und endlich, dass sie gar nicht wieder wachsen, wenn sie zum dritten Male ausgefallen sind. Nach Lepra entstandene Kahlheit ist unheilbar; bei der durch Flechten oder durch Kopfgrind hervorgerufenen Kahlheit erzeugt sich nach vollendeter Heilung dieser Krankheit, namentlich wenn dies mittelst der Solutio Fowleri geschehen ist, wenigstens ein kurzes, die kahlen Stellen bedeckendes Wollhaar wieder.

Zur Feststellung des therapeutischen Verfahrens gegen das Ausfallen der Haare halte ich zunächst die microscopische Untersuchung einzelner Haare und ihrer Wurzeln für erforderlich, weil man in vielen Fällen nur hierdurch im Stande ist, zu constatiren, worin die Ursache der Abnormität beruht. Findet sich Schwund der Zwiebel des Haares vor, so wird man neben inneren Mitteln auch äussere, den Boden, auf welchem das Haar wuchs, verbessernde und stärkende Mittel anzuwenden haben. Findet man jedoch die Haarzwiebel nur gering atrophirt, dagegen den Umfang der Haarpulpe verringert und den Haarschaft unmittelbar über der Wurzelscheide dünner, als die Mitte des Haares, so geht daraus hervor, dass es dem Organismus an Hornmasse gefehlt hat, um das Haar, wie früher, fortwachsen zu lassen, und die Therapie wird hier von der Anwendung von Medicamenten ganz abzusehen, anstatt deren aber angemessene Diät, z. B. den öfteren Genuss von thierischem Gehirn, Thiergallert, Eiern und vielem Fleisch, das schon des Morgens anstatt des Kaffee's genossen werden muss, zu empfehlen haben. In mehreren Fällen habe ich aus der Untersuchung der Haare unter dem Microscop ungefähr die Zeit bestimmen können, seit welcher das Haar dürftiger ernährt wird und daher Neigung zum Ausfallen hat. Es richtet sich dies nach der Länge des Theils der Haarschafte, welcher nach der Wurzel zu immer dünner wird, und da man das ungefähre Wachsthum der Haare kennt, so lässt sich aus der Länge dieser Verdünnung des Haares abnehmen, wie lange der krankhafte Zustand bereits besteht.

Bei allen Arten des Verlustes der Haare, insbesondere bei schnell um sich greifender Phalacrosis ist es daher rathsam, einzelne am Rande der Glatze befindliche Haare sammt der Wurzel auszuziehen und in der eben bezeichneten Richtung hin microscopisch zu untersuchen, und es wird sich aus den Untersuchungsresultaten oft ohne alle Schwierigkeit ergeben, welches therapeutische Verfahren einzuschlagen ist und den besten Erfolg verspricht. Findet man bei der microscopischen Untersuchung, wie dies oft der Fall ist, ein Stück von der Haarwurzel aufwärts die Mark-Substanz pigmentleer, während der ältere Theil des Haares noch reichlich pigmentirt erscheint, so kann man voraussagen, dass das betreffende Haar immer heller und in nicht zu langer Zeit grau sein wird, denn dem neuen Nachwuchse des Haares fehlt das Pigment und wenn der pigmentirte Theil nach und nach abgeschnitten ist, muss natürlich zuletzt nur der pigmentlose, graue Schaft übrig bleiben. In solchen Fällen wird man tägliche Fetteinreibungen des Kopfes, am besten mit Rindsmark oder Ol. pedum tauri verbunden mit Balsam. peruvian. und innerlich Eisenpräparate, sowie eine prägnante Diät zu empfehlen haben. Finden wir ferner bei der microscopischen Untersuchung der ausfallenden oder frisch ausgerissenen Haare vom Rande der Glatze, warzenähnliche Auftreibungen der Epithelialschicht des Haares, so dass das Haar hierdurch einige Aehnlichkeit mit den Achselhaaren erhält, so werden wir wiederum sofort im Stande sein, die Ursache des Ausfallens der Haare zu erkennen. Sie besteht dann in einer Absonderung scharfen, den Haaren schädlichen Schweisses. Wir werden in diesem Falle die oben erwähnten Mittel gegen das starke Schwitzen der Kopfhaut, d. h. das Tragen einer mit kleinen Dunstlöchern versehenen Kopfbedeckung, Waschen des Kopfes mit Salbey- oder China-Abkochung und fleissiges Baden der Kopfhaut zu empfehlen haben.

Es ist hier nicht der Ort, auf alle die ausserordentlich zahlreichen Haarmittel zurückzukommen, die seit den ältesten Zeiten gebräuchlich sind und neuerdings in den Reclamen der Haarkräusler und Kosmetiker immer wieder hervorgesucht und als neue den Haarwuchs befördernde Mittel ausposaunt werden. Ich kann hier vor allen diesen Mitteln nur warnen, bin jedoch der Ueberzeugung, dass der Arzt, wenn er hinsichtlich der Therapie nach den eben angedeuteten Principien verfährt, durch dieses wissenschaftliche Vorgehen und mit sachgemässer Zugrundlegung microscopischer Untersuchungen in vielen, sogar verzweifelt scheinenden Fällen die günstigsten Resultate erzielen wird. Bei allen von Haus aus genügend fettigen Haaren wird man natürlich von der Anwendung von Haar-Oelen und Pommaden abzusehen haben. Das Gegentheil findet statt bei sprödem Haar, dem es von Haus aus an der normalen Menge der Haarsalbe fehlt. Auch hierüber giebt das Microscop den besten Aufschluss; in zweifelhaften Fällen erkennt man die Fettigkeit der Haare leicht durch Kochen einer abgeschnittenen Parthie mit Wasser und Zusatz von etwas Liquor kali caustici, wobei um so weniger Schaum entsteht, je weniger fettig das Haar ist.

Bei Atonie der Kopfhaut und nicht zu sehr vorgeschrittenem Alter des Calvus bedient man sich neben der inneren Anwendung des Liquor arsenici chlorati, oder der Solutio Fowleri, die man bekanntlich nur unmittelbar nach der Mahlzeit in Dosen von drei bis sieben Tropfen dreimal täglich verordnet, noch als äusserer Reizmittel auf die haarlose Stelle des Decoct. rorismarini, rad. pyrethri, staphisagr., des Zwiebelsaftes, insbesondere aber der reichlich mit Wasser verdünnten Tinctura Cantharidum. Das Waschen der Kopfhaut mit Salzwasser oder mit verdünnten Säuren, was von mehreren Autoren hierbei empfohlen wird, kann jedoch nur Schaden machen, da durch diese Mittel auch die letzten Spuren der Haarkeime, anstatt zu vermehrter Thätigkeit angeregt zu werden, der Zerstörung anheim fallen, denn Salzwasser und Säuren sind nur zu depilatorischen Zwecken zu brauchen und leisten als Enthaarungsmittel bei chronischer Anwendung ganz erspriessliche Dienste.

§ 20.

Ueber das vorzeitige Ergrauen der Haare, nebst einer Widerlegung der bisherigen irrthümlichen Ansichten über die Ursache der Haarfarbe.

Das Ergrauen der Haare besteht, wie ich im physiologischen Theile § 3 nachgewiesen habe, nicht immer in dem Mangel der Pigmentzellen in der Mark-Substanz, sondern in einer veränderten Beschaffenheit der inneren Cortical-Substanz, in welcher die einzelnen Hornstäbchen durch eine Art Verschrumpfung näher an einander rücken. Die gesammte Cortical-Substanz wird dadurch für Gase und Flüssigkeiten völlig impermeabel und es bleiben nur die gewundenen Gänge der Mark-Substanz noch zur Durchleitung von Gasen und Flüssigkeiten fähig. In der Cortical-Substanz verschwinden nach und nach die spindelförmigen verstreuten Pigmentzellen und die Zwischenräume zwischen den Hornfasern. Das Haar genügt von nun an nur noch unvollkommen seiner ursprünglichen Bestimmung als Ab- und Zuleiter gasförmiger Stoffe. In Folge dieser Abnormität beginnt gewöhnlich auch bald ein atrophischer Process in den Haarzwiebeln und es findet sich daher meist eine Neigung zu Madarosis ein.

Gänzliches Verschwinden des Pigments in der Mark-Substanz kommt erst im höheren Alter vor, dagegen findet man, wie bereits oben nachgewiesen, bei der microscopischen Untersuchung ergrauter Haare von jüngeren Personen meistens das Pigment der Mark-Substanz noch unverändert vor, das erst nach und nach, oft erst nach vielen Jahren aus dem grauen Haare verschwindet, wobei sich im Anfange pigmentlose Zwischenräume in der Mark-Substanz zeigen, die immer grösser werden, bis auch die letzten nur noch vereinzelt stehenden Pigmentzellen eine nach der anderen resorbirt werden.

So wie es aber graue, ja sogar vollkommen weisse Haare mit unveränderten dunkeln Pigmentzellen in der Mark-Substanz giebt, so giebt es auch dunkle Haare, denen das dunkle Pigment der Mark-Substanz gänzlich fehlt, und es geht hieraus offenbar hervor, dass die Pigmentzellen der Mark-Substanz keineswegs einzig und allein dem Haare die Farbe verleihen, oder dass, wie man bisher glaubte, die Farbe der Haare lediglich von den pigmentirten Pigmentzellen der Mark-Substanz abhängig sei. Diese irrige Anschauung, welche ein Autor von dem andern auf Treu' und Glauben entlehnt zu haben scheint, bedarf einer gründlichen Widerlegung, die ich auf Grund zahlreicher microscopischer Untersuchungen im Nachstehenden ausführen will.

Die Farbe des Haares beruht in einer gewissen Pigmentirung aller Theile desselben, was wir am deutlichsten an schwarzen Hundehaaren (Tab. X, *c, d*) wahrnehmen, an denen man bei der microscopischen Untersuchung sofort bemerkt, dass ihre gesammte Epithelialschicht, ihre Cortical- und ihre Mark-Substanz aus homogener und zwar von Haus aus schwarzer Hornmasse besteht. Schabt man von dem Hundehaar einzelne Hornfasern ab und betrachtet dieselben im Microscop, so erscheinen sie schwach grau gefärbt, und das Zusammengedrängtsein einer grossen Anzahl derartiger grauer Hornfasern bedingt in dem Hundehaar die schwarze Farbe. Untersucht man nun im Hinblick auf diese Analogie das menschliche Haar, so findet man bei genauer Betrachtung, z. B. rother Menschenhaare, dass dieselben allenthalben aus schwach röthlich gefärbter Hornmasse bestehen, dass die Epithelialschicht des rothen Haares, wenn man sie abschabt, und dass die Cortical-Substanz in ihren einzelnen Hornfasern bereits eine schwache röthliche Färbung zeigt. Aus diesem Grunde giebt es auch vollkommen rothe Haare, welchen gleichwohl das rothe Pigment in den Zellen der Mark-Substanz ganz abgeht. Braune Haare bestehen in allen Theilen aus hellbräunlich gefärbter Hornmasse, blonde aus schwachgelblicher Hornmasse und nur weisse Haare zeigen mit Ausnahme der Mark-Substanz eine gänzliche Farblosigkeit des Hornstoffs, aus welchem sie bestehen.

Von der Richtigkeit dieser Beobachtung, welche allerdings die in den Handbüchern der Physiologie enthaltenen Angaben über die Farblosigkeit der Epithelialschicht und der Hornfasern der Cortical-Substanz der Haare refutirt, kann man sich am leichtesten überzeugen, wenn man ein braunes Haar mittelst Chlorgas bleicht, oder wenn man unter dem Microscop ein braunes Haar mit frischem Chlorwasser übergiesst. Das Chlorgas entfärbt die Epithelialschicht und die Cortical-Substanz des Haares in sehr kurzer Zeit, allein das schwarzbraune Pigment in der Mark-Substanz bleibt unverändert. Gleichwohl erscheint das Haar nach schwacher Einwirkung des Chlors hellgelblich, nach längerer Einwirkung des Chlorgases aber ganz weiss: dem braunen

Haare hat das Chlor aber nur die Farbe der Hornmasse der Epithelialschicht und der Cortical-Substanz genommen.

Es fragt sich nun, ob es überhaupt möglich sei, dem vorzeitigen Ergrauen der Haare durch ein therapeutisches Verfahren Einhalt zu thun? Wir können diese Frage bejahend beantworten, müssen aber die Prognose in jedem Falle nach dem Alter des ergrauten Kopfes modificiren. Tritt das Ergrauen der Haare, wie dies jetzt oft der Fall ist, bei jungen Männern schon in den zwanziger oder dreissiger Jahren ein, so ist Hoffnung vorhanden, dem Uebel Einhalt zu thun. In den vierziger oder fünfziger Jahren scheitern fast alle derartigen Versuche. Da das Pigment der Haare, wie uns die Chemie lehrt, aus metallischen Stoffen und zwar bei blonden Haaren aus Schwefel, bei braunen und schwarzen Haaren dagegen aus Eisen und Mangan besteht, so handelt es sich bei der Therapie des vorzeitigen Ergrauens der Haare darum, dem Körper diejenigen Stoffe zuzuführen, welche ihm zur Pigmentirung der Haare fehlen, und es muss dies sowohl durch äussere als innere Mittel dieser Art geschehen. Tritt bei blonden Köpfen ein vorzeitiges Ergrauen ein, so empfiehlt man das Einnehmen kleiner Mengen Schwefel und lässt den Kopf mehrmals wöchentlich mit möglichst frisch bereitetem Eieröl einreiben, welches bekanntlich Schwefel und Eisen in ziemlicher Menge enthält. Bei dem Ergrauen brauner Haare jedoch leisten Eisenpräparate innerlich noch vorzüglichere Dienste. Je nach der Organisation des Behandelten wählt man unter den vielen Eisenpräparaten das passendste aus und lässt es längere Zeit in kleinen Mengen einnehmen. Dabei habe ich als täglich zu gebrauchende Pommade folgende Mischung mit dem besten Erfolge angewendet: Ol. ovorum rec. express. und Rindsmark, je eine Unze, Ferrum lacticum eine halbe Drachme und Ol. cassiae aether. einen Scrupel. Da das Eieröl leicht ranzig wird, so bediene man sich zu dem in Rede stehenden Behufe nur des ganz frisch bereiteten. Mit Hülfe dieses Verfahrens ist es mir in mehreren Fällen gelungen, dem Umsichgreifen des vorzeitigen Ergrauens der Haare Einhalt zu thun, vorausgesetzt, dass es möglich war, die gerade obwaltenden ursächlichen Momente der

Abnormität zu ermitteln und zu beseitigen. Nach Eble ist auch das essigsaure Eisen in Verbindung mit einem Schwefelbalsam (Schwefel und fettes Oel) ein treffliches Mittel gegen das vorzeitige Ergrauen der Haare. Es wird so gebraucht, dass die Eisenbrühe früher in die Haare eingerieben und Tags darauf der Schwefelbalsam aufgetragen wird, eine Operation, die man wöchentlich 1—2 mal wiederholen kann. Es ist jedoch nicht nöthig, dass man sich hierzu chemisch genau zubereitetes essigsaures Eisen verschaffe, sondern man braucht zu diesem Ende nur ein Stück altes Eisen an der Luft rosten zu lassen, indem man es von Zeit zu Zeit mit etwas Essig besprengt. Den Rost schabt man ab und übergiesst ihn in einem Glase mit gutem Essig und wiederholt diese Operation so oft, bis man eine hinlängliche Menge Essigbrühe gewonnen hat, die man dann einige Tage der Luft aussetzt. Ich erwähne dieses Verfahren, weil es auch von Jahn empfohlen wird, der es in vielen Fällen bewährt gefunden hat. Nach den von mir gemachten Erfahrungen gebe ich jedoch meiner oben dargelegten Zusammenstellung von Eieröl, Rindsmark und milchsaurem Eisen in Form einer Pommade den Vorzug. Was die während dieser Kur zu beobachtende Diät betrifft, so verweise ich auf das hierüber im vorhergehenden Paragraphen Gesagte. Hinsichtlich der zahlreichen von Galen (De compositione medicam. I, cap. 4), Avicenna, Paul von Aegina, Sennert, Kneiphof und vielen Anderen empfohlenen Haarfärbemittel möchte ich mit Lorry (Tractatus de morbis cutaneis. Paris 1777. p. 594) ausrufen: „Haec salutarem artem nulla ratione spectare possunt, unde de iis prorsus silere melius est. Vana enim cosmeticorum ars sanitati potius officit, quam prodest.“

§ 21.

Ueber einige andere, an den Haaren beobachtete krankhafte Erscheinungen.

Abnorme Färbung der Haare ist bei einigen Professionen beobachtet worden, und wir haben hierbei die mechanische Farbe der Haare durch leicht daran haftenden farbigen Staub von der wirklichen Färbung der Hornmasse der Haare zu unterscheiden. Ersteres findet z. B. bei Bergleuten statt, die in Kobaltwerken arbeiten: es legt sich an die Haupthaare und Augenbrauen dieser Arbeiter ein bläulicher Staub, welcher den Haaren einen blauen Schein giebt, durch fleissiges Kämmen und Waschen jedoch leicht entfernt wird. Anders verhält es sich mit dem grünlichen Schimmer, den man an den Haaren der Gelbgiesser, dem bläulichen Tone, den man an den Haaren der Kupferarbeiter wahrnimmt und der, wie auch die microscopische Untersuchung nachweist, die ganze Hornsubstanz der Haare durchdringt. Legt man weisse Haare in eine concentrirte Lösung von Eisenvitriol, so nimmt nach und nach die ganze Hornmasse der Haare einen grünlichen Schein an, der sich unter dem Microscop auch noch an dem gespaltenen Haar wahrnehmen lässt. Lässt man ein weisses Haar, nachdem man es zuvor durch Aetzammoniak entfettet hat, längere Zeit in Aqua caerulea (bestehend aus Aerugo, Ammon. muriat. und Aqua calcis) liegen, so nimmt es nach und nach in allen seinen Theilen einen bläulichen Farbenton an. Färbt man endlich ein weisses Haar durch Solutio argenti nitrici braun, so zeigt sich unter dem Microscope nur die Epithelialschicht des Haarschaftes bräunlich gefärbt. Setzt man das Haar jedoch der öfteren Einwirkung der Höllensteinlösung aus und lässt es mehrere Stunden hindurch in der Lösung liegen, worauf man es von der Sonne bescheinen lässt, so dringt die färbende Substanz bis in die Hornfasern der Cortical-Substanz ein und man sieht unter dem Microscope die dunkle Färbung des Haares auch, nachdem man die Epithelialschicht und einen Theil der Cortical-Substanz abgeschabt hat. Es geht hieraus hervor, dass man dem Haare, wenn man es der Einwirkung verschieden gefärbter Flüssigkeiten aussetzt, verschiedene Farbentöne beibringen kann, welche um so leichter hervortreten, je hellfarbiger vorher das gefärbte Haar war. Es erklären sich hierdurch aber auch die in der medicinischen Literatur der älteren Zeit besprochenen Fälle von grünen Haaren, wie sie Bartholin, Borellus, Hannaeus (de capillitio viridi observatio) mitgetheilt haben.

Diese Betrachtungen zeigen aber auch, wie leicht das Haar überhaupt Stoffe aufnimmt, mit denen es in längere Berührung kommt, und bestätigt auf's Neue die Wichtigkeit der Rolle, welche den Haaren hinsichtlich der Oeconomie des gesammten Organismus zugetheilt ist und die man bis in die neueste Zeit gar sehr unterschätzt hat.

Eine fernere Abnormität liefern gewisse organische Bewegungen in den Haaren. Bei den vierfüssigen Thieren, bei welchen ohnehin das Haarsystem auf die höchste Stufe der Vollendung gebracht ist, sehen wir, dass sich alle namhaften, vorzüglich aber alle bösartigen, fieberhaften Krankheiten mehr oder weniger in der Sphäre der Bewegung ihrer Haare nachzuweisen pflegen. Nicht so ist es beim Menschen, denn Alles, was sich überhaupt über wahrnehmbare Bewegung seiner Haare sagen lässt, läuft ungefähr auf die oft bestätigten Beobachtungen hinaus, dass sich bei gewissen Menschen und in bestimmten Zuständen die Haare fast auf eine ähnliche Art sträuben und aufrichten, wie bei den Thieren. Gewöhnlich sind diese Menschen entweder sehr reizbaren Temperaments, und dann ist dieses Haarsträuben nur vorübergehend, etwa so lange dauernd, als die augenblickliche Aufregung ihres Gemüths wirkt; oder sie sind von Krankheiten befallen, die besonders das Muskelsystem zu heftigen Zusammenziehungen anregen, und dadurch per consensum das Zellgewebe der Haut, und, wo es deren giebt, auch die Hautmuskeln krampfhaft ergreifen. Hierher sind alle jene Fälle zu rechnen, in welchen sich die Haare z. B. während eines Anfalls von Kopfgicht so kräuselten und verwirrten, dass kein Kamm sie entwickeln konnte; oder wo nach einem überstandenen Anfalle von periodischem Kopfweh am anderen Morgen die Haare viel starrer als gewöhnlich und daher schwerer auszukämmen waren. Dass endlich Zorn, Bosheit und vorzüglich Schrecken, wenn sie in einem hohen Grade erregt werden, die Haare in Bewegung bringen, hat uns schon Virgil gelehrt, wo er sagt: „Obstupui, steteruntque comae, vox faucibus haesit!“ Noch ist es als Sprichwort, dem diese Beobachtung zu Grunde liegt, beibehalten, dass wir ausserordentliches Staunen durch das zu Bergestehen oder

Berganstehen der Haare auszudrücken pflegen. Es ist übrigens leicht zu begreifen, warum sich die Krankheiten der Menschen weit weniger in der Bewegungssphäre der Haare aussprechen, als jene der Vierfüssler, denn dies liegt offenbar 1) in der ungleich grösseren Menge, Stärke und Verbreitung dieser Gebilde, und 2) darin, dass die Haarwurzeln bei den Thieren in einer leicht beweglichen, mit einer allgemein mit Muskeln versehenen Haut stecken. Da nun bekanntlich die Haut beinahe an allen wichtigen Veränderungen und namentlich an den erwähnten krankhaften Verhältnissen des Organismus sichtbaren Antheil nimmt, so kann man sich nicht wundern, dass sich dies auch in den Haaren und zwar auf die angezeigte Art offenbare. Da ferner ein grosser Theil unserer Hautoberfläche kaum merkbar behaart ist, so geht von selbst hervor, dass sich einerseits die Krankheiten des Menschen mehr in der Beschaffenheit seiner Haut als der Haare aussprechen und dass andererseits auch vom Arzte ein grösseres Augenmerk auf jene, als auf diese genommen, ja sogar, obgleich nicht mit Recht, auf die Haare beinahe gar nicht geachtet wird. In dieser Hinsicht wäre es zu wünschen, dass in Zukunft bei fieberhaften Krankheiten, vorzüglich aber in Nervenkrankheiten aller Art die Beschaffenheit der Haare auch beim Menschen mehr berücksichtigt werde, indem wahrscheinlich die Pathologie auch von dieser Seite noch einen wichtigen Beitrag erhalten könnte (Eble a. a. O.).

Ueber Leucopathie oder Albinoismus, sowie über Plica polonica stehen mir genaue eigene Beobachtungen nicht zu Gebote, da ich nur wenige Fälle dieser Abnormitäten zu sehen, jedoch nicht eingehende Studien darüber zu machen Gelegenheit hatte. Ich könnte also nur das schon Bekannte hierüber recapituliren, was keineswegs in dem Zwecke gegenwärtiger Schrift liegt. Ich verweise daher hinsichtlich der Leucopathie auf die älteren Werke von Blumenbach, Sachs, Mannsfeld, J. G. Schlegel, Ollivier, Rudolphi und die Neueren, hinsichtlich der Plica polonica auf Schenk, Agricola, Zacharias Brendel, Schlegel, Jos. Schlesinger, Hoffmann, Brera, J. Frank, Bondi und die in der neueren medicinischen Journal-Literatur verstreuten Arbeiten jüngerer Autoren.

III.

Forensischer Theil.

§ 22.

Die Wichtigkeit forensischer Untersuchungen der Haare im Allgemeinen.

In medico-forensischer Beziehung ist das Studium der Haare noch lange nicht soweit vorgeschritten und ausgebildet, als man nach dem gegenwärtigen Standpunkte der Staatsarzneikunde, welche mit allen übrigen Wissenschaften Hand in Hand geht und neuerdings wesentliche Bereicherungen erfahren hat, erwarten sollte. Und doch ist die ganz genaue Kenntniss der characteristischen Verschiedenheiten der Haare für den Gerichtsarzt, sowie für Criminalbeamte, insbesondere für Staatsanwaltschaften von höchster Wichtigkeit, da sich durch die exacte Beurtheilung vorgefundener Haare oft die wichtigsten Indicien zur Ausmittelung von Verbrechern oder zur Ueberführung der Letzteren ergeben.

Das Microscop ist es, das uns in forensischen Fällen darüber Aufschluss giebt, ob das vorgefundene Haar von einem Menschen, oder einem Thiere, ob es von einem Manne oder einer Frau, ob es von einer jungen oder bejahrten Person, ob es von dem Haupte oder von einem anderen Theile des menschlichen Körpers herstamme, ob es abgerissen oder abgeschnitten sei u. s. w., Fragen, an deren bestimmter Beantwortung dem Richter in einzelnen Fällen gar viel liegt, wo nach ohne Zeugen begangenen Verbrechen alle und jede Spur der Thäterschaft verschwunden zu sein scheint. Und in der That haben dem Verfasser diese microscopischen Untersuchungen vorgefundener Haare in Criminalfällen oft die grössten Dienste geleistet und in einer längeren Reihe in gerichtsärztlicher Praxis verlaufener Jahre sammelt sich bei jedem Gerichtsarzte eine Anzahl derartiger Fälle an, in welchen den Justizbehörden wichtige Beweis-Momente entgehen würden, wenn sich der betreffende Gerichtsarzt nicht auf eine bestimmte Beurtheilung der vorgefundenen Haare versteht. Wo findet sich aber in der forensischen Literatur ein wissenschaftlich fundirter Anhalt zu derartigen Untersuchungen? Einzelne interessante Fälle dieser Art bietet von Zeit zu Zeit die forensische Casuistik, wobei ich den vor wenigen Monaten veröffentlichten Fall im Auge habe, in welchem ein Cavallerist, welcher im Verdachte stand, mit seiner Stute Sodomie getrieben zu haben, durch den microscopischen Nachweis eines zwischen dem Praeputium und der Glans penis vorgefundenen schwarzen Pferdehaares überführt wurde. Allein die Resultate dieser Untersuchungen hängen davon ab, ob der Gerichtsarzt schon eingehende Studien über die forensische Bedeutung der Haare gemacht hat, was bis jetzt nur selten der Fall war.

Unter diesen Umständen und zunächst veranlasst durch das Fehlen einer wissenschaftlichen Anleitung zur forensischen Beurtheilung der Haare habe ich den Entschluss gefasst, zur Ausfüllung dieser namhaften Lücke in der Medicina forensis meine Beobachtungen über die forensische Bedeutung der menschlichen Haare zu veröffentlichen und dadurch dem angehenden Gerichtsarzte einen Leitfaden in die Hand zu geben, welcher nicht nur zu eigenen Studien über das Haar anregen soll, sondern auch in zweifelhaften Fällen zum Rathgeben und Vergleichen benutzt werden kann. Dass ich dieser Anleitung aber die Resultate meiner Forschungen über die physiologische und pathologische Bedeutung der Haare vorausschickte, war zur grösseren Verständlichkeit des dritten, des forensischen Theiles um so mehr nothwendig, als das in Rede stehende Gebiet in neuerer Zeit von den Männern der Wissenschaft ziemlich stiefmütterlich behandelt wurde, ein Gebiet, in welches sich nach und nach gar bedeutende Irrthümer eingeschlichen hatten, die ein Autor bona fide von dem andern entlehnte, bis Ernst Heinrich Weber und Henle anfingen, diesen Augiasstall zu säubern, wobei aber noch manches gute Stück Arbeit liegen blieb, das mir reichliches Substrat zu eingehenden Studien darbot, wie der freundliche Leser aus dem physiologischen und pathologischen Theile dieser Schrift ersehen hat und hoffentlich auch in dem letzten Theile derselben bemerken wird.

§ 23.

Die forensisch wichtigen characteristischen Unterschiede der Haare von verschiedenen Theilen des menschlichen Körpers.

Die Haare des Kopfes und des Gesichts.

Unterwerfen wir zuvörderst ein männliches und ein weibliches Haupthaar einer eingehenden microscopischen Vergleichung, so finden wir ausser der bekannten Verschiedenheit in der Länge dieser Haare noch folgende Differential-Momente. Das Haupthaar des Weibes ist im Durchschnitt um 0,02 Millimeter dünner, als das des Mannes, denn unter Hundert verschiedenen Frauen-Haupthaaren habe ich die durchschnittliche Dicke derselben als 0,06 Mm. gefunden, die seltenen Ausnahmen mit eingerechnet, in welchen einzelne Frauen-Haupthaare sogar dicker waren, als das Durchschnittsmaass des männlichen Haupthaares, welches nach meinen micrometrischen Messungen 0,08 Mm. beträgt. Im Allgemeinen erscheint das Frauenhaar zarter als das des Mannes. Die Wurzel des Männerhaupthaares (conf. Tab. II.) ist durchschnittlich um 0,03 – 0,04 Mm. breiter, als die des Frauen-Haupthaares. Die Spitze des Männer-Haupthaares ist um so dünner, je länger es nicht verschnitten wurde, und man kann je nach der Breite dieser Spitze ungefähr die Zeit bestimmen, in welcher es zum letzten Male verschnitten worden ist. Tab. II, *c* stellt die Spitze eines vor acht Tagen verschnittenen männlichen Haupthaares dar. Die Spitze des Frauen-Haupthaares dagegen weicht von der Breite des Haarstammes meist nur wenig ab, erscheint oft gespalten, wie auf Tab. II, *e* und wird nur dann feiner und dünner, wenn in höheren Jahren das schnelle Wachsthum des Haupthaares aufhört. Frauen-Haupthaar wird übrigens durch Aetzkalilauge schneller zerstört als Männer-Haupthaar.

Ganz andere Bilder, als die Haupthaare, bieten die Supercilia, vibrissae, cilia und tragi (Tab. III). Die Augenbrauen-Haare (Supercilia) sind glatt, oft scharfkantig, im Durchschnitt oval, dreieckig, selten ganz rund, haben eine dicke, knollenförmige Zwiebel und endigen, da sie gewöhnlich nicht verschnitten werden, in eine sehr feine Spitze. Sie sitzen ziemlich fest.

Die Nasenhaare (Vibrissae) sind den eben genannten ganz unähnlich. Ihre Zwiebel ist verhältnissmässig sehr gross und steckt sehr tief, weshalb diese Haare sehr fest sitzen. Sie haben, wie auf Tab. III, *c* zu bemerken ist, an ihrer Wurzel oft zwei Ausbuchtungen. Der Schaft der Nasenhaare zeigt theils in Folge von Auflockerung der Epithelialschicht durch die Einwirkung des Nasenschleims, theils wegen anklebenden und vertrockneten Nasenschleims selbst, in welchem zahlreiche bei der Athmung durch die Nase aufgefangene Staubtheilchen hängen geblieben sind, viele warzenförmige Auftreibungen. Sie laufen in eine feine und dünne Spitze aus.

Die Augenlid-Haare, Augenwimpern (Cilia), unterscheiden sich von den vorgenannten durch die schlanke, weniger knollig, als möhrenförmig erscheinende Gestalt ihrer Wurzeln. Sie werden selten dicker als 0,04 Mm., während die Nasenhaare an Dicke meist den Kopfhaaren entsprechen, also im Mittel 0,08 Mm. stark sind. Die Augenwimpern sitzen nicht tief und nicht fest und fallen daher, sowie vermöge der fast möhrenförmigen Gestalt ihrer Zwiebeln bei Augenlid-Entzündungen, ja sogar schon bei starkem Reiben der Augenlider, leicht aus. Sie sind meist ausserordentlich scharfkantig, oft zwei- oder dreischneidig und hie und da an den Kanten mit scharfen, dornenartigen Spitzen versehen, jedenfalls dazu bestimmt, die Augen vor dem Eindringen von Insecten und dergl. zu schützen. Der Grund der Schlankheit ihrer Wurzeln ist in der schmalen, nicht fleischigen Beschaffenheit des Bodens, auf dem sie sitzen, der Augenlider, zu suchen.

Die Härchen aus den Ohren (Tragi) haben einige Aehnlichkeit mit den Nasenhaaren und eine fast ebenso dicke und fleischige Wurzel, wie die Letzteren. Sie zeigen in ihrem ganzen Baue eine grosse Gedrungenheit, denn sie wachsen sehr langsam und bleiben ziemlich kurz. Ihr Durchmesser beträgt im Mittel 0,045 Mm. Sie haben, wie auf Tab. III, *f* dargestellt ist, von der Wurzel, als dem breitesten Theile, nach der Spitze zu meist eine regelmässige conische Form.

Das Backenbarthaar (Julus) erreicht bei Männern im höheren Alter eine beträchtliche Dicke, welche im Mittel 0,15 Mm. misst. Die Unebenheiten der Epithelialschicht sind deutlich ausgeprägt und die dachziegelartig nach der Spitze des Haares zu übereinanderliegenden Epithelialschuppen bilden an ihren nach oben gerichteten unbedeckten geschlängelten Rändern oft sichtbare Erhabenheiten. Nächstdem finden sich an den Backenbarthaaren bisweilen kleine dunkle in der Epithelialschicht sitzende Erhöhungen, die als die Folgen der Einwirkung des Schweisses zu betrachten sind, da sie nur an den Backenbarthaaren solcher Männer vorkommen, welche leicht und viel transpiriren. Die Haarwurzel ist etwas dicker als der Haarschaft (Tab. IV, *a*). Die Spitzen der Backenbarthaare sind verschieden je nach der Zeit, in welcher der Bart verschnitten wurde. Bei frisch verschnittenen Backenbarthaaren läuft die Haarspitze nicht conisch zu, sondern hat noch denselben Durchmesser wie der Schaft.

Das Schnurrbarthaar (Mystax) ist dem Backenbarthaar ähnlich, allein seine Epithelialschicht ist glatter, seine Wurzel etwas dicker, als bei diesem. Hinsichtlich der Dicke der Schnurrbarthaare kommen bedeutende Verschiedenheiten vor. Gleichwohl misst ihr Durchmesser im Mittel nur 0,13—0,14 Mm. In einzelnen Fällen war ihre Dicke der Dicke der Schweinsborsten ähnlich: das stärkste von mir gemessene Schnurrbarthaar eines alten Mannes hatte eine Dicke von 0,22 Mm., die allerdings der Dicke der Schweinsborsten ziemlich nahe kommt. Die Schuppen der Epithelialschicht sind im Allgemeinen etwas flacher und kleiner, als bei den Backenbarthaaren. Von den Spitzen der Schnurrbarthaare gilt dasselbe, was von den Spitzen der Backenbarthaare gesagt ist (Tab. IV, *b*).

§ 24.

Fortsetzung.

Die Haare vom Rumpfe und den oberen Extremitäten.

Wir kommen nun zur Beschreibung der Haare aus der Achselgrube (Glandebalae), welche, wie aus Taf. IV, *c* und *d* zu ersehen, ganz eigenthümlich gestaltet sind. Die Wurzeln erscheinen wesentlich dicker, als der Schaft. Letzterer tritt glatt aus der Wurzelscheide hervor, allein bald nach seinem Austritte aus derselben finden wir warzenförmige, oft weit hervorragende Erhabenheiten an der Epithelialschicht der Haarschafte. Es sind dies Auflockerungen der Hornsubstanz bedingt durch die chronische Einwirkung der scharfen, im Achselschweiss enthaltenen Stoffe. Wir finden diese warzenförmigen Auftreibungen in höherem oder geringerem Grade an allen den Haaren wieder, welche vermöge ihres Standortes der anhaltenden Einwirkung des Schweisses mehr oder weniger ausgesetzt sind. Die Enden der Achselhaare laufen conisch zu, ohne jedoch in eine scharfe Spitze zu endigen. Die Achselhaare sind in der Jugend ziemlich dünn, erreichen jedoch im späteren Alter meist eine Dicke von 0,15 Mm., an den Stellen jedoch, wo die warzenförmigen Erhabenheiten ansitzen, beträgt ihre Dicke oft das Doppelte hiervon. Die Glandebalae sind bei den meisten Menschen schwach röthlich oder gelblich pigmentirt. Nur selten enthalten ihre Pigmentzellen der Mark-Substanz schwarzes Pigment, weil die Schärfe des Achselschweisses dasselbe ununterbrochen auflöst.

Die auf dem Handrücken bei Männern wachsenden Haare haben eine ganz eigenthümliche Gestalt. Ihre Wurzeln sind sehr lang und viel dünner, als der Haarschaft. Sie sitzen daher sehr tief und lassen sich schwer mit der Wurzel ausziehen. Sie wachsen langsam und erreichen keine beträchtliche Länge. Da bei ihnen die characteristischen Formen der Epithelialschuppen des Haarschaftes am schönsten ausgeprägt sind, so eignen sie sich vorzugsweise zu microscopischen Untersuchungen für Diejenigen, welche sich eine genaue Kenntniss von dem äusseren und inneren

Bau der Haare verschaffen wollen. Wir finden an den Haaren vom Rücken der Manneshand zum ersten Male eine ausgeprägte Keulenform der Spitze, so dass das Haar nicht, wie gewöhnlich, von der Wurzel nach der Spitze conisch zuläuft, sondern gerade umgekehrt: viele Haare von der Manneshand haben ihren dicksten Theil an der Spitze (siehe Taf. V, *f*). Es rührt dies von der fast ununterbrochenen Abnutzung dieser Haare bei dem Waschen etc. her. Ueberhaupt kommt diese keulenförmige Verdickung der Haarspitzen an allen den Haaren vor, welche vermöge ihres Standortes durch anhaltende Reibung starker Abnutzung ausgesetzt sind.

Die Haare vom Vorderarme des Mannes (Taf. VI, *a*, *b*, *c*) sitzen ebenfalls ungewöhnlich tief und fest, so dass man die Haare leichter zerreissen, als mit der Wurzel ausziehen kann. Sie sind oft beträchtlich länger, als die Haare auf dem Handrücken, endigen aber meist, wie diese, in einer keulenförmigen Spitze. Einige dieser Haare sind auch (wie Taf. VI, *b* zeigt) an ihrer Spitze gespalten, was hier ebenfalls als ein Zeichen der Abnutzung durch die stete Reibung der Kleidungsstücke bei der Bewegung der Arme zu betrachten ist.

Aehnlich, wie die Vorgenannten, jedoch an den Spitzen weniger abgenutzt, wenn auch ebenfalls keulenförmig endigend, erscheinen unter dem Microscop die Haare des Oberarmes (Taf. VI, *d*, *e*, *f*, *g*).

Die Haare von der Schulter des Mannes sind meist glatt, endigen sich in einer etwas kolbigen Spitze, sitzen sehr tief und ihre Wurzelscheide bedeckt oberhalb der Haarpulpe den Haarschaft noch ein beträchtliches Stück. Viele dieser Haare zeigen zwischen der Wurzel und dem Ansatze des Haarschaftes eine Einschnürung (Taf. VII, *a*).

Die Haare von der Brust des Mannes erscheinen an ihrem Epithelial-Ueberzuge nicht glatt, sondern fast allenthalben mit Rauhigkeiten versehen, wenn auch nicht in dem Grade, wie die Glandebalae. Man sieht aus ihrer unebenen Epithelialschicht auf den ersten Blick, dass sie den Einwirkungen des Schweisses oft ausgesetzt sind. Sie haben eine dicke, fleischige, tiefsitzende Wurzel und laufen in eine kolbige Spitze aus (Taf. VII, *c* und *d*).

Die Haare aus der Herzgrube des Mannes haben eine etwas flachere Wurzel, als die beiden Vorgenannten, bisweilen aber auch, wie die Schulterhaare, eine Einschnürung am Austritte des Haarschaftes aus der Wurzel. Ihr Epithelial-Ueberzug ist sehr uneben, bald höckerig, bald etwas eingesunken. Die Haare laufen in eine mehr conische Spitze aus, als die Vorigen, da sie der Abnutzung durch die Reibung der Kleider weniger ausgesetzt sind, als den Einwirkungen des Schweisses. Aehnlich erscheint das Haar aus der Umgegend der Brustwarze. Es ist sehr fest inserirt und entspringt bisweilen aus einer doppelten Wurzel (Taf. VII, *g*).

Das Haar aus der Nabelgegend des Mannes ist dem Schweisse weniger ausgesetzt und erscheint daher ziemlich glatt und schlank. Es sitzt mit seiner breiten, kräftigen Wurzel ziemlich tief und läuft in eine nur wenig conische, stumpfe, kolbige Spitze aus (Taf. VIII, *a*, *b*).

§ 25.

Fortsetzung.

Die Haare von den unteren Extremitäten.

Sehr abweichend hiervon ist die Gestalt der Haare vom Oberschenkel des Mannes. Sie sind mit einer sehr kleinen, aber dicken, knollenförmigen Wurzel und einer kleinen, nur die Wurzel und ganz wenig von dem Haarschafte umschliessenden Wurzelscheide versehen und sitzen daher nicht tief in der Haut. Sie endigen je nach ihrer Abnutzung durch die Reibung der Beinkleider bald in einer dicken, keulenförmigen Spitze, bald endigen sie in einer breiten Becherform, bald aber sind sie an ihrer Spitze in mehrere, kolbig endigende Theile gespalten (Taf. VIII, *d*, *e*, *f*, *g*, *h*).

Ebenso flach sitzen die Haare am Unterschenkel in der Haut. Ihre Wurzeln stellen fast rundliche dicke Knollen dar, die nur mit einer kleinen und flachen Wurzelscheide umgeben sind. Die Glätte ihrer Epithelialschicht zeigt, dass sie wenig der Einwirkung des Schweisses ausgesetzt sind, oder dass der an ihrem Standorte hervortretende Schweiss keine scharfen, das Horngewebe auflockernden Stoffe enthält. Die unterhalb des Kniees an der Gegend der Tibia sitzenden Haare laufen in dicke kolbige Spitzen aus, während die über dem Malleolus internus befindlichen, der Reibung der Kleidungsstücke weit weniger ausgesetzten Haare in feine, rundlich endigende Spitzen auslaufen (Taf. XIII, *a*, *b*, *c*, *d*).

Die Haare vom Fussblatt haben wieder ungewöhnlich lange, mit einer sehr grossen Wurzelscheide umgebene Wurzeln und sitzen daher sehr tief und fest (Taf. XIII, *e*, *f*). Ihr Schaft ist glatt und ihre Spitze kolbig.

Ganz ähnlich hinsichtlich der Wurzel sind die auf der grossen Fusszehe der Männer wachsenden Haare (Taf. XIII, *g* und *h*), allein ihr Schaft ist nicht glatt, sondern je nach der schweissigen Beschaffenheit des Fusses mehr oder weniger mit warzenförmigen Auflockerungen der Epithelialschicht, wie wir dies bereits an den Achselhaaren beobachtet haben, besetzt, so dass derselbe unter dem Microscope wie ein knorriger Baumstamm aussieht. Diese Haare wachsen sehr langsam, bleiben kurz, sitzen aber ausserordentlich fest und endigen in einer abgerundeten, nicht sehr feinen Spitze.

An allen den Theilen, an welchen wir die im Vorstehenden beschriebenen Haare der Extremitäten bei Männern antreffen, finden wir am weiblichen Körper meist nur feines Wollhaar, Lanugo, welches sich unter dem Microscope darstellt, wie Taf. XIV, *a*, *b*, *c*. Das Wollhaar entspringt aus einer schlanken, spitz zulaufenden, möhrenförmigen Wurzel, welche in verjüngtem Maassstabe die meiste Aehnlichkeit mit der Wurzel der Cilien hat. Die Wurzelscheiden sind beim Lanugo flach und klein. Die Bauart der Wollhaare entspricht aber vollkommen und sowohl innerlich, als äusserlich der Bauart der übrigen grösseren Haare. Die Durchmesser der Wollhaare variiren von 0,008 bis 0,018 Mm. Bei dem Lanugo von brünetten Frauen erkennt man deutlich die dunkeln Pigmentzellen der Mark-Substanz.

§ 26.

Fortsetzung.

Die Haare von der Regio pubis, dem After, dem Perinaeum und dem Scrotum.

Die Haare von der Regio pubis, die Schaamhaare, sind nach dem Alter und den Geschlechtern sehr verschieden. Das männliche Schaamhaar ist im Allgemeinen dünner, als das weibliche, denn während Ersteres im Mittel einen Durchmesser von 0,11 Mm. hat, finden wir den Durchmesser des Letzteren im Mittel als 0,15 Mm. Ausser der ausgesprochenen Neigung zur Kräuselung der Schaamhaare überhaupt, die sich schon durch das unbewaffnete Auge erkennen lässt, zeigen die Schaamhaare unter dem Microscope folgende characteristische Merkmale. Ihre Epithelialschicht ist selten ganz glatt, sondern sie trennt sich gern stellenweise los und das Haar erscheint daher oft wie ein Baum mit vielen kurzen aufwärts gerichteten Aesten (Taf. IX, *a*, *b*), was namentlich häufig an männlichen Schaamhaaren zu bemerken ist. Die Wurzel der männlichen Schaamhaare erscheint wesentlich dicker und knolliger, als die der weiblichen, bei welchen die Haarwurzel gewöhnlich nicht breiter ist, als der Schaft. Das männliche Schaamhaar steckt in einer grösseren und längeren Wurzelscheide, als das weibliche, welches ziemlich flach inserirt ist und daher auch leichter ausgezogen werden kann. Die in der Nähe der Labia majora befindlichen Pubes erscheinen, da sie oft mit Urin benetzt werden, an ihrem Epithelial-Ueberzuge rauh, uneben und knorrig. Die auf einem sehr hervorragenden Mons Veneris wachsenden Schaamhaare der Frauen sind an ihren Spitzen keulenförmig. Im noch ganz jungfräulichen Zustande dagegen endigt das Schaamhaar in einer feinen, conischen Spitze. Die Durchschnitte der meisten Schaamhaare sind oval, ganz runde findet man nur selten.

Eine von den Formen aller anderen Haare des menschlichen Körpers abweichende Gestalt haben die Haare aus der Umgegend des Afters. Ihre Wurzel ist durchaus nicht knollenförmig, sondern ungewöhnlich lang gestreckt, so dass man sagen kann, es fehle ihnen der Haarbulbus. Anstatt dessen läuft ihre möhrenförmige Wurzel in eine bisweilen geschlängelte Spitze aus, welche sehr tief sitzt und beim Ausziehen dieser Haare mittelst der Pincette oft abreisst. Taf. XI, *a* und *d* stellt zwei solcher Haarwurzeln dar, deren Länge etwa ein Viertel des ganzen an sich nur kurzen Haares beträgt. Ihre Spitzen sind fast ohne Ausnahme keulenförmig (Taf. XI, *b, c, e*). Auch die Lamellen ihrer Epithelialschicht zeigen mancherlei Abweichungen von der gewöhnlichen Form und liegen stellenweise nicht nach der Spitze des Haares zu, sondern seitwärts übereinander. Ihr Haarschaft ist nicht glatt, sondern meist sehr uneben und rauh und namentlich kommen an einem und demselben Haare dieser Gegend häufig verschiedene Durchmesser vor. Es rühren diese Erscheinungen offenbar von dem Schweisse und von der bedeutenden Reibung her, welche diese Haare auszuhalten haben.

Die Haare vom Perinaeum sind wiederum ganz anders gestaltet und zeigen insbesondere in der Wurzel eine characteristische Form. Die Wurzel ist nämlich meist birnförmig, so dass sie sich im Microscop strenggenommen wie zwei übereinander liegende Haarwurzeln darstellt (Taf. XII, *a*). Die Wurzelscheide erscheint sehr dick und ist von beträchtlicher Länge, ohne ein grosses Stück des Haarschaftes mit zu umkleiden. Auch hinsichtlich der Spitzen der Perinaeal-Haare zeigen sich sehr augenfällige characteristische Merkmale. Am ganzen menschlichen Körper giebt es keine Gegend, in welcher die Haarspitzen eine so ausgebildete Keulenform an sich trügen, als am Perinaeum. Diese keulenförmigen Haarspitzen (Taf. XII, *c*, *d*) stellen rundliche Verdickungen des Haares dar, welche bisweilen den doppelten Durchmesser des Haarschaftes wahrnehmen lassen. Einzelne Perinaeal-Haare sind auch gespalten und die gespaltenen Enden der Haare zeigen nicht selten die Becherform, die wir bereits an den Spitzen einiger Haare von dem männlichen Oberschenkel vorgefunden haben.

Die Haare vom Scrotum haben die meiste Aehnlichkeit mit den Achselhaaren, da sie, wie die Letzteren, der Einwirkung scharfen Schweisses fast ununterbrochen ausgesetzt sind. Ihre Wurzeln sind breit, knollig und haben, wie die Perinaeal-Haare, eine Neigung zur Birnenform (Taf. XII, *e*, *f*, *g*). Bei jungen Männern sind die Wurzeln der Scrotal-Haare zwar dick, aber ziemlich kurz, dagegen werden sie in späteren Jahren immer länger, so dass sie bei älteren Männern sehr tief und fest sitzen. Der Schaft der Scrotal-Haare zeigt an verschiedenen Stellen die grössten Verschiedenheiten der Durchmesser, so dass man bei der Messung die dünnste und die dickste Stelle messen möchte. Auch finden sich viele warzenförmige Erhabenheiten auf der Epithelialschicht, wie bei den Achselhaaren, und feine zweigartige Auswüchse sind an den Scrotal-Haaren ebenfalls keine Seltenheit. Oft stehen die sonst regelmässig arrangirten und nach oben zu übereinander liegenden Epithelium-Schuppen an diesen Haaren ganz unregelmässig und seitwärts übereinander, wie auf Taf. XII sub *g* in der Zeichnung dargestellt ist.

§ 27.

Das Verfahren bei der forensischen Untersuchung von Haaren.

Jedem Gerichtsarzte kann es vorkommen, dass ihm von Seiten der Staatsanwaltschaft oder der Gerichtshöfe Haare zur Untersuchung und gerichtsärztlichen Begutachtung vorgelegt werden, welche z. B. in der Hand eines nach verzweifelter Gegenwehr Ermordeten gefunden worden sind. Diese vorgefundenen Haare bieten, wenn sie sachgemäss und sorgfältig untersucht werden, gar wichtiges Material für den Richter, denn das Microscop sagt uns von ihnen Manches, was uns zu ganz bestimmten Schlüssen über die Person führt, von welcher die Haare sind. So sind dem Verfasser aus seiner langjährigen gerichtsärztlichen Praxis eine Menge Fälle erinnerlich, in welchen die gerichtsärztliche Untersuchung vorgefundener Haare sehr werthvolle Resultate lieferte. Ein Mann, welcher in später Stunde und in einer sehr finsteren Nacht aus der Gesellschaft heimkehrte, wurde an einer einsamen Stelle seines Weges von zwei Menschen überfallen und arg gemisshandelt. Der Mann wehrte sich und die beiden Uebelthäter entflohen. Der Ueberfallene behielt aber die Mütze des Einen in der Hand und übergab dieselbe dem Gericht. Eine Personalbeschreibung der Verbrecher war dem Verletzten unmöglich, da die tiefe Finsterniss und der höchst rapide Hergang des Ueberfalles ein genaues Besehen der Uebelthäter verhindert hatte. Bei genauer Besichtigung der Mütze fanden sich in derselben zwei Haare von grau-blonder Farbe, wie sie sich dem unbewaffneten Auge darstellten. Das Microscop verrieth jedoch noch andere Momente, welche zur Entdeckung und Aufgreifung des Verbrechers von Wichtigkeit waren. Die Haare stellten sich auch unter dem Microscope grau-blond dar, allein in ihrer Mark-Substanz fanden sich noch zahlreiche pechschwarze Pigmentzellen vor, woraus sich ergab, dass sie von einem noch jugendlichen Schwarzkopfe herrührten, bei welchem die ersten grauen Haare hin und wieder vorkommen. Nach den Schnittflächen der Haare zu urtheilen, welche noch ganz scharf waren und an den Haaren keine conisch zulaufende Verdünnung oder Spitze zeigten, war das Haupthaar des Verbrechers erst wenige Tage vor der That kurz verschnitten worden. Endlich fand man die Haarwurzeln beträchtlich atrophirt und ich zog daraus den Schluss, dass diese Haare, welche in ihrer Epithelialschicht mehrere von Schweiss herrührende warzenförmige Hervorragungen zeigten, wahrscheinlich an dem Rande einer beginnenden Glatze eines jedenfalls zu Corpulenz geneigten, weil am Kopfe stark schwitzenden Mannes gewachsen waren. Die Haare gaben uns also durch eine sorgfältige microscopische Untersuchung folgendes Signalement des Verbrechers: Ein kräftiger, zu Corpulenz geneigter, in den mittleren Jahren stehender Mann mit schwarzen und graumelirten, neuerdings kurz verschnittenen Haaren und beginnender Glatze, was die Ermittelung desselben wesentlich erleichterte.

Ein anderer Fall, in welchem die microscopische Untersuchung von Haaren mich zu wichtigen Schlüssen berechtigte, war folgender: Auf einem Gute kam eine Magd, weil sie in einer verdächtigen Attitüde überrascht worden war, in den Verdacht der Sodomie mit einem grossen Kettenhunde. Der Dienstherr fragte mich, ob sich dies durch eine ärztliche Untersuchung der Magd nicht genau ermitteln liess und ich antwortete ihm, dass ich möglicherweise in dem Vaginalschleime die Saamenfäden des Hundes finden könnte, welche sich bekanntlich unter dem Microscope durch einen schmaleren und längeren, auch etwas birnförmigen Kopf von den Spermatozoiden des Menschen unterscheiden lassen. Bei der hierauf vorgenommenen Exploration fand sich in dem Vaginalschleime der Magd keine Spur von Spermatozoiden, allein in ihren dichten, röthlich-blonden, stark gekräuselten Schaamhaaren fand sich ein ganz dunkles, fast schwarzes Haar, welches unter dem Microscope als ein Hundshaar erkannt wurde und mit dem Haar des fraglichen Kettenhundes bei der microscopischen Vergleichung identisch war (conf. Taf. X, *a,b,c*).

Bei der Untersuchung Genothzüchtigter fanden sich mehrmals einzelne Schaamhaare unter einander verklebt. Unter dem Microscope ergab sich, dass diese Verklebung durch Sperma bedingt worden war (conf. Taf. XI, *f—i*), und der Beweis versuchter Nothzucht war dadurch geführt. Ebenso lässt sich bei Verdacht der Sodomie mit Pferden, Kühen, Ziegen etc. durch die microscopische Untersuchung vorgefundener Haare dieser Thiere zwischen dem Praeputium und der Glans penis ein wichtiges Indicium herbeischaffen.

Was nun das Verfahren bei diesen microscopischen Untersuchungen anlangt, so ist vor allen Dingen zu bemerken, dass man die Haare in trockenem Zustande nicht immer genau beurtheilen kann, insbesondere wenn es sich darum handelt, zu bestimmen, aus welcher Gegend des Körpers die zu begutachtenden Haare sind. Sehr dunkle Haare lassen nämlich in trockenem Zustande ausser ihrer dunkelen Farbe Nichts, oder von ihrem Baue, ihrer Textur und ihren characteristischen Eigenthümlichkeiten doch nur sehr wenig wahrnehmen und bei oberflächlicher Untersuchung kommt der Anfänger und Ungeübte sogar zu der irrigen Idee, dass ein Haar aussehe, wie das andere. Allein wie aus dieser ganzen Arbeit hervorgeht, ist dem keineswegs so, und es handelt sich zunächst darum, ein Vehikel zu besitzen, in welchem sich die characteristischen Eigenthümlichkeiten der Haare der verschiedenen Gegenden, sowie ihr innerer Bau am deutlichsten erkennen lassen. Nun ist zwar die Anwendung aller der Reagentien, deren Wirkung auf das Haar von mir in § 13 speciell beschrieben worden ist, überaus instructiv, allein nicht alle eignen sich zur gerichtsärztlichen Untersuchung der Haare, da einige dieser Reagentien das Haar sehr schnell zerstören. Ich habe bei meinen zahlreichen Versuchen die Beobachtung gemacht, dass sich zur forensischen Untersuchung der Haare am besten sehr verdünnte Salpetersäure eignet. Nachdem man das zu untersuchende Haar in trockenem Zustande unter dem Microscope in allen Theilen geprüft hat, begiesst man dasselbe auf dem Objectträger mit einigen Tropfen einer Mischung von drei Theilen Wasser und einem Theile Acid. nitric. und beobachtet sofort, wie die Contouren deutlicher hervortreten, wie undurchsichtige Stellen des Haares nach und nach durchscheinend und endlich ganz durchsichtig werden, wie die Epithelialschicht mit ihren dachziegelartigen Lamellen, die Cortical-Substanz, sowie die Pigmentzellen der Mark-Substanz, die man im trockenen Zustande des Haares nur schwach durchschimmern sah, deutlich sichtbar werden, ja die geringsten, am trockenen Haare nie erkennbaren Eigenthümlichkeiten der verschiedenen Haare treten klar vor die Augen, vorausgesetzt, dass man sie durch Uebung in der microscopischen Untersuchung der Haare zu deuten versteht, denn ein ungeübtes Auge sieht ja bekanntlich im Microscope den Wald vor Bäumen nicht. Um aber genau zu wissen, worauf es bei der Begutachtung von Haaren in forensischen Fällen ankommt, genügt es nicht, die in den vorstehenden Abschnitten von mir in specie dargelegten Verschiedenheiten blos aus meiner Beschreibung zu kennen, sondern jeder Gerichtsarzt muss den anatomisch-physiologischen Bau der Haare durch eigene Untersuchungen genau studiren und wird dies am erfolgreichsten thun, wenn er alle die in § 13 dieser Schrift detaillirten Einwirkungen der Reagentien auf die Haare der Reihe nach auf dem Objectträger selbst vornimmt und unter dem Microscope sorgfältig beobachtet. Die zum Theil fein nüancirten Unterschiede an den verschiedenen Haaren sofort zu erkennen, dazu gehört ein schon geübter Blick, den man sich nur durch sehr fleissiges Microscopiren an den Haaren der verschiedensten Art verschaffen kann.

§ 28.

Die forensische Beantwortung der Frage, ob vorgefundenes Haar für ausgefallen, ausgerissen, zerrissen oder zerschnitten zu erachten sei.

Da es in Criminalfällen bisweilen von Belang ist, zu constatiren, ob vorgefundene Haare ausgefallen, ausgerissen, zerrissen oder verschnitten seien, so dürfte es hier am Platze sein, zu erläutern, auf welche Beobachtungen hin man im Stande sei, die Haare in dieser Beziehung zu beurtheilen.

Ob ein Haar ausgefallen oder ausgerissen sei, geht aus dem Zustande seiner Wurzel hervor. Ausgefallene Haare haben stets eine mehr oder weniger atrophirte, rings herum glatte, oval abgerundete Zwiebel. Sie wird wie ein fremder Körper aus der Haut hervorgedrängt und streift alle Rauhigkeiten ab, indem sie durch die enge Oeffnung in der Epidermis hindurchgleitet. Kurze und dicke Haarzwiebeln werden daher länger, aber auch dünner und zeigen bisweilen, wenn die Hautöffnung, durch welche das Haar hervortrat, von recht festen Epidermisschichten eng umschlossen ist, eine oder mehrere Einschnürungen in der weichen Haarzwiebel. Das untere Ende der Zwiebel von selbst ausgefallener Haare ist meist rundlich und nur sehr selten in eine scharfe Spitze auslaufend. Ausgerissene Haare dagegen haben an ihren Zwiebeln vielfache unregelmässig geformte Zacken und um so mehr wurzelartige Ausläufer von verschiedener Länge, je tiefer und fester sie sassen und je grösser daher die Gewalt sein musste, um sie auszureissen (Tab. IV, *c*, Tab. IX, *a*, Tab. X, *a*, Tab. XII, *e*, Tab. XIII, *g*). Der untere Theil der Zwiebel ausgerissener Haare läuft nie in eine rundliche, sondern constant in eine zackige, eckige Spitze aus, die von der rundlichen Gestalt um so mehr abweicht, je tiefer und fester das Haar sass, der rundlichen Gestalt jedoch um so näher kommt, je flacher und lockerer das Haar in der Haut befestigt war.

Frische Scheerenschnittflächen stellen sich an den Haaren dar, wie auf Tab. IX, *c* und *d* zu ersehen ist. Einige Tage nach dem Verschneiden erscheint die Scheerenschnittfläche glatt (Tab. II, *c*). Zerrissene Haare zeigen je nach der Kraft, mit welcher die Zerreissung vorgenommen wurde, entweder unregelmässig gezahnte (Tab. VIII, *c*), oder fast glatte Rissflächen mit wenigen feinen hervorstehenden Hornfasern (Tab. IX, *e*). Schnittflächen, die von sehr stumpfen Instrumenten herrühren, haben grosse Aehnlichkeit mit den Enden zerrissener Haare, unterscheiden sich von den Letzteren jedoch durch das Hervorragen rundlicher Erhöhungen, die von der Quetschung der Hornfasern bedingt wurden, während die Erhöhungen an den Rissflächen der Haare vorherrschend spitzig geformt sind, wobei die Epithelialschicht der Haare breite, zackige Lamellen, die Cortical-Substanz jedoch feine Spitzen bemerken lässt.

§ 29.

Die forensische Bestimmung des Alters derjenigen Person, von welcher vorgefundene Haare herrühren.

Bei der Bestimmung des muthmaasslichen Alters der Person, von welcher vorgefundene, gerichtsärztlich zu begutachtende Haare herrühren, sind folgende Beobachtungen zur Richtschnur zu nehmen. In den ersten Monaten finden wir auf der noch gallertartigen Haut des Fötus keine Haare. Erst zu Ende des fünften Monats brechen die Wollhaare an der ganzen Oberfläche des Körpers hervor. Sie bilden feine, überaus weiche, seidenartige, weisse oder weissgelbliche Härchen mit breiartigen, leicht zu zerdrückenden, daher aber auch fast immer abreissenden und in der Haut zurückbleibenden Zwiebeln und fallen nach und nach sämmtlich wieder aus. Unter dem Microscope erkennt man an diesen fötalen Wollhärchen noch keine Mark-Substanz: es sind dies daher nur unvollkommen entwickelte Haare, deren Bestimmung es ist, nach Beendigung ihrer Function des Aufsaugens wieder auszufallen. Anders verhält es sich mit den Haaren, welche dem Organismus auch ausserhalb des Fötallebens erhalten bleiben sollen. Sie entstehen aus dunkeln, durch die Fötalhaut zu Anfange des vierten Monats hindurchschimmernden Pigmentzellen und treten mit der Spitze ihres feinen Haarschaftes im fünften und sechsten Monat durch die Haut hindurch. Sie erscheinen unter dem Microscope mit deutlicher Mark-Substanz versehen, deren Pigmentzellen jedoch während des Fötalzustandes meist hellgefärbt, sehr selten bereits braun pigmentirt sind. Letzteres kommt am häufigsten bei Judenkindern vor, welche oft mit schon ganz schwarz behaarten Köpfen geboren werden. Während des Fötalzustandes wachsen die Haare ziemlich langsam, was insbesondere von den Augenbrauen und Wimpern gilt. Die Länge des Kopfhaares von wenigstens einem Zoll wird mit als Zeichen der Reife einer Frucht betrachtet.

Nach der Geburt wachsen die Haupthaare viel schneller als zuvor; dagegen fallen die Wollhaare, welche im Gesicht am längsten und über den ganzen Körper verbreitet sind, mit Ausnahme der Capilli, Supercilia und Cilia, die ohnehin bereits auf einer höheren Stufe der Entwickelung stehen, im Laufe der ersten sechs Wochen nach der Geburt aus. Während der ganzen Jugendzeit ist nun das Haar viel weicher und hellfarbiger, als in den späteren Jahren. Die seidenartige, weiche und zarte Beschaffenheit der Haare, deren Wurzeln sich in Aetzkali sehr schnell auflösen, bietet für die forensische Beurtheilung der Haare von Kindern den wesentlichsten Anhalt. Zur Zeit der Pubertätsentwickelung geht auch in dem Haarleben eine wesentliche Veränderung vor. Die Haarentwickelung geht rascher von Statten. Der Organismus entledigt sich beträchtlicher Mengen Hornstoffes durch die Bildung neuer Haare. Bei dem Jünglinge sprossen Bart, Achsel- und Schaamhaare hervor und die Behaarung der Extremitäten beginnt. Bei der Jungfrau keimen die Achsel- und Schaamhaare und an den Extremitäten mehr oder weniger Lanugo hervor, bei welchem die Mark-Substanz leicht zu erkennen ist, wenn das Haupthaar dunkel gefärbt erscheint.

In forensischer Hinsicht lässt sich das Alter der Person, von welcher die fraglichen Haare sind, durch die schnellere oder langsamere Löslichkeit der Haarwurzeln in Aetzkalilauge bestimmen. Je jünger das Individuum war, desto schneller lösen sich die Haarwurzeln auf. Haare von alten Leuten widerstehen auch an der Wurzel der auflösenden Kraft des Aetzkali's oft stundenlang. Hat man zwei verschiedene Haarsorten zu untersuchen, so legt man zwei Wurzeln dieser Haare dicht neben einander und begiesst dieselben auf dem Objectträger mit Aetzkalilauge. Das Haar, dessen Wurzel zuerst gelöst ist, gehörte einer jüngeren Person an, als das andere, dessen Wurzel sich langsamer auflöst.

In dem kräftigsten Mannesalter bleiben die Haare und ihr Wachsthum eine Zeit lang unverändert. Das Haar ist stark pigmentirt und die Pigmentirung der Mark-Substanz meist gleichförmig. Vor dem Ausfallen und Ergrauen der Haare tritt jedoch in der Mark-Substanz eine im Microscop deutlich bemerkbare Veränderung ein, die bei manchem Menschen sich heutzutage, sei es nun in Folge von Kummer, Sorgen und Ehrgeiz, sei es in Folge von Ausschweifungen in Baccho et Venere, sei es endlich in Folge von erschöpfender Krankheit, bisweilen zeitig, d. h. schon in den zwanziger und dreissiger Jahren wahrnehmen lässt. Diese Veränderung besteht in einer zunehmenden Verminderung der Pigmentzellen der Mark-Substanz, wodurch sich anfangs kleine, später immer grösser werdende Lücken zwischen den Pigmentzellen der Mark-Substanz ausbilden. Nach diesen Lücken in der Pigmentirung der Mark-Substanz lässt sich forensisch, wenn auch nur annäherungsweise, das Alter der Männerhaare bestimmen, sowie man auch aus dem Zunehmen dieser Lücken in der Pigmentirung der Mark-Substanz das Ergrauen der Haare voraussagen kann.

Wie ich oben nachgewiesen habe, hängt die Farbe des Haares keineswegs von der Pigmentirung der Mark-Substanz ab, denn die weissen Haare junger oder doch noch in voller Manneskraft stehender Personen zeigen, insbesondere wenn sie früher braun oder schwarz waren, noch eine beträchtliche Anzahl dunkel pigmentirter Zellen in der Mark-Substanz, und man kann hieraus in forensischen Fällen bei Beurtheilung weisser Haare den ganz bestimmten Schluss ziehen, dass sie nicht von einem Greise, sondern je nach der Menge der dunkeln Pigmentzellen von einem in den besten Jahren stehenden Manne herrühren. Erst mit dem Beginn der wirklich greisenhaften Beschaffenheit des Körpers verschwinden in den weissen Haaren bejahrter Personen die Pigmentzellen der Mark-Substanz gänzlich.

Wenn an den Haaren eine wesentliche Verdünnung des Haarschafts nach der Wurzel zu und dabei gleichzeitig im ganzen Verlaufe dieser dünnern Parthie ein Fehlen pigmentirter Markzellen stattfindet, während der obere Theil des Haares noch stark pigmentirt erscheint, so kann man den Schluss ziehen, dass der Mensch, von welchem das Haar herrührt, entweder an einer erschöpfenden Krankheit oder eine Zeit lang an Mangel genügender Nahrung gelitten hat. Ich habe diesen Fall an den Haaren eines Menschen beobachtet, welcher an eine üppige Lebensweise und sehr nahrhafte Kost mit täglichem Weingenuss gewöhnt war und mehrere Monate dieses Wohlleben mit Gefängnisskost vertauschen musste.

Bei dem Ergrauen der Haare findet meist eine bestimmte Reihenfolge statt. Zuerst ergraut gewöhnlich das Haupthaar und zwar zunächst an den Schläfen, dann folgt der Kinn-, Backen- und Schnauzbart, dann die Nasen- und Achselhaare, zuletzt ergrauen die Schaamhaare, die Supercilia und die Cilia. Schwarze Haare werden früher grau als hellere und werden nach und nach blendend weiss, während blonde Haare, auch wenn sie weiss geworden, stets einen gelblichen Schein behalten. Lockiges Haar wird am spätesten grau, weshalb man in forensischen Fällen das Alter eines Menschen, dessen Haar lockig und grau ist, höher zu bestimmen hat, als das Alter eines Menschen, dessen Haar schlicht und in demselben Grade ergraut ist. Es kommen hierin natürlich grosse Verschiedenheiten vor, denn ausnahmsweise findet man ja hochbejahrte, ja sogar marastische Menschen mit noch ganz dunklem Haar. Weit sichereren Anhalt bietet freilich bei Bestimmung des Alters der Haare die Zeit der Löslichkeit ihrer Wurzeln in Aetzkali-Lauge.

§ 30.

Ueber einige andere Momente, welche bei der forensischen Beurtheilung von Haaren zu berücksichtigen sind.

Die Länge der Haare ist in forensischer Hinsicht nur bei der Unterscheidung des weiblichen Haupthaars von dem männlichen von Wichtigkeit. Von grösserem Interesse in forensischer Hinsicht ist schon die Dicke der Haare, da einzelnen Haar-Categorieen gewisse Durchschnitts-Maasse eigenthümlich sind, wie aus meiner in § 1 ersichtlichen Tabelle der verschiedenen Haarmaasse hervorgeht. Es wird sich aus den schon mit jedem Ocular-Micrometer bestimmbaren Maassen meist die betreffende Categorie der Haare bestimmen lassen, wenn man obige Maasstabelle zur Vergleichung benutzt.

Nach Vergiftungen durch Arsen findet man an den Leichen oft, dass die Haupt- und insbesondere die Schaamhaare sich sehr leicht ausziehen lassen. Man beobachtet dies in höherem oder geringerem Grade auch nach Vergiftungen mit narcotischen Mitteln, welche chronisch angewendet wurden, so dass nach und nach Blutzersetzung eintrat.

Die Haare dienen ihrer grossen Beständigkeit und Unverweslichkeit wegen auch dazu, die Identität einer Person oder menschlicher Körpertheile mit einem Rechtssubjecte zu erweisen. Von der Dauerhaftigkeit der Haare legen die Mumienhaare ein beredtes Zeugniss ab, welche nach Behandlung mit Alkohol zur Beseitigung der zum Balsamiren verwendeten Harze und Balsame unter dem Microscope noch unverändert in ihrem Baue und ihrer Textur befunden wurden, obgleich sie schon älter als dreitausend Jahre waren. Die Unverweslichkeit der Haare ist jedoch nicht bei allen in gleichem Grade vorhanden. Am längsten halten sich die Haupthaare, aber weniger lange diejenigen, welche auf einem sehr fetten, fleischigen Grunde sitzen, wie die Schaamhaare, die sehr bald nach dem Tode in Fäulniss übergehen. Blonde, überhaupt hellfarbige Haare halten sich nicht so lange an der Leiche in unverwestem Zustande, wie dunkelfarbige. Ebenso gehen die Haare von Kindern weit schneller in Fäulniss über, als die Haare Erwachsener, namentlich aber hochbejahrter Personen.

Inwiefern auch bei Untersuchungen wegen Nothzucht, wegen Verdachts der Sodomie u. s. w. die Haare Gegenstand forensischer Untersuchung werden, davon ist bereits oben die Rede gewesen. Bei fleischlichen Verbrechen an sehr jungen Mädchen, wo der Nothzuchtsversuch wegen Imperforatio hymenis oder zu fester Beschaffenheit des Letzteren nicht gelungen ist, beobachtet der Gerichtsarzt oft Spuren von männlichem Sperma in den Schaamhaaren der Genothzüchtigten. Man erkennt dies am deutlichsten, wenn man die verdächtigen Haare auf dem Objectträger mit einigen Tropfen einer aus destillirtem Wasser mit einem geringen Zusatze von Salmiakgeist bereiteten Flüssigkeit benetzt, wobei es nicht selten glückt, Beobachtungen zu machen, wie sie auf Tab. XI, *i* dargestellt sind, wo ein weibliches Schaamhaar auf einer Seite ganz mit Spermatozoiden überzogen war. Bei Behandlung eines solchen Haares mit einem kleinen Tropfen Wasser zeigten sich nach dem Verdunsten der Flüssigkeit auf dem Objectträger neben den Saamenfäden an den Haaren noch zahlreiche Krystalle, wie sie auf Tab. XI, *g*, *h* gezeichnet sind.

Die Pferdehaare unterscheiden sich von den Menschenhaaren durch ihre überaus lange Wurzel und insbesondere durch die ausserordentliche Breite der Mark-Substanz, welche bei dunkeln Pferdehaaren in der Mitte für die Cortical-Substanz und die Epithelialschicht nur einen ganz geringen Raum übrig lässt, so dass die Mark-Substanz mit den dunkeln Pigmentzellen $^4/_5$ des Haardurchmessers einnimmt, was auch bei dem schwärzesten Menschenhaar in solcher Ausdehnung nie zur Beobachtung kommt. Es sind hierbei nicht die langen borstenartigen Haare von der Mähne und dem Schweife, sondern die kurzen Haare von der übrigen Haut des Pferdes gemeint.

Durch Vornahme der im Vorstehenden mitgetheilten Verfahrungsarten wird der Gerichtsarzt im Stande sein, die ihm zur forensischen Untersuchung vorgelegten Haare bestimmt und in einer den Untersuchungsrichter befriedigenden Weise zu begutachten, sowie die Staatsanwaltschaft aus gegenwärtiger Schrift zu ersehen vermag, was sie hinsichtlich der forensischen Begutachtung von Haaren von Seiten eines gut unterrichteten und geschickten Gerichtsarztes dem jetzigen Standpunkte der Wissenschaft nach zu verlangen berechtigt ist.

IV.
Therapeutischer Theil.

§ 31.

Die gebräuchlichsten Haarmittel.

Juniperus Sabina. Der Araber Madschul schreibt, dass das Kraut des Sadebaums, mit Essig verrieben und auf haarlose Stellen gestrichen, ein vorzügliches Mittel sei, frischen Haarwuchs hervorzurufen. Dasselbe Resultat erreicht man mit dem Decoct von 30 Gramm. Hb. sabinae auf 180 Gramm. Wasser auf Stellen, wo der Haarwuchs spärlich ist und das dünne Haar beim Kämmen leicht ausfällt. Will man dagegen auf vollkommen haarlosen Stellen neuen Haarwuchs anregen, so bedient man sich besser des Infusums in doppelter Stärke (60 Gramm. auf 180 Gramm. Wasser), in Verbindung mit anderen ähnlichen Erregungsmitteln, wie Extractum Colocynthid., Extractum Aloës und anderen weiter unten zur näheren Besprechung kommenden Präparaten. Das Decoct wirkt adstringirend und thut dem Ausfallen des Haares Einhalt, während das Infusum den Haarkeim, wo derselbe überhaupt noch existirt, zu neuem Leben antreibt.

Diospyros Ebenum. Die Sägespähne von Ebenholz, fein pulverisirt und auf den Kopf gestreut, auch die Augenlider damit bestrichen, stärken nach Ebn Sina den Haarwuchs. Verf. bediente sich dieses Mittels in mehreren Fällen mit gutem Erfolge und zwar in weinigem Auszuge. Eine Weinflasche wurde zur Hälfte mit feinzerriebenen Sägespähnen von Ebenholz gefüllt, mit Wein übergossen und an der Sonne digerirt. Mit diesem weinigen Auszuge wurde Abends die Kopfhaut mittelst eines Schwämmchens benetzt und schon nach wenigen Tagen hörte das Ausfallen der Haare auf. Dabei hat man die Vorsicht anzuwenden, dass man für blondes Haar blanken, für dunkles Haar dagegen rothen Wein aufgiessen lässt, denn blondes Haar nimmt durch Behandlung mit Rothwein einen röthlichen Schein an. Am wirksamsten zu diesem Zwecke sind nach meinen Erfahrungen die Burgunderweine.

Lepus timidus. Dioscorides sagt: „Wenn man den Kopf des Haasen verbrennt und den Rückstand mit Bärenfett oder Essig vermischt und damit den Kahlkopf bestreicht, so heilt er die Haarlosigkeit." Ich theile diese Vorschrift der Alten nur als Curiosum mit und habe über die Wirksamkeit dieses Vorschlags keine Erfahrungen. Dagegen habe ich Haasenfett mehrfach angewendet und gefunden, dass dasselbe unter die Categorie der den Haarwuchs befördernden Mittel zu rechnen ist. Es empfiehlt sich namentlich nach Typhus und anderen erschöpfenden Krankheiten, welche häufig den Verlust der Haare in höherem oder geringerem Grade zur Folge haben. Man wendet das Mittel am besten in Pommadenform an, indem man

30 Gramm. Rindsmark,
30 „ Haasenfett,
3 „ Peruvianischen Balsam und
10 Tropfen Bittermandelöl

zusammenmischt.

Melia Azederach. Nach Maserdschavia wendeten die arabischen Frauen die Blätter dieses Baumes an, um mit der Abkochung derselben das Haar zu waschen. Man hielt das Mittel nicht nur für geeignet zur Reinigung der Kopfhaut, sondern auch für ein Beförderungsmittel des Haarwuchses.

Lavendula Stoechas. Das Decoct davon wendeten die Araber als ein Schutzmittel gegen das Ergrauen der Haare an.

Myrtus communis. Der Saft der Beeren, ausgepresst, gekocht und als Waschmittel des Kopfes benutzt, beseitigt die Schuppen, die nässenden Geschwüre, Flechten und Pusteln des Kopfes und verhindert das Ausfallen der Haare (Dioscorides). Das Decoct der Myrtenblätter schwärzt das Haar und kräftigt das Haarwachsthum. Myrtenwein, d. h. die jungen Zweige und Blätter mit Wein gekocht, ist dienlich gegen das Ausfallen der Haare und färbt zugleich das Haar dunkler.

Salvia officinalis. Das Decoct der Blätter und Stengel reinigt den Kopf und schwärzt das Haar, ist aber auch gegen das Ausfallen der Haare von Nutzen (Dioscorides). Die Salbeiblätter, mit Wein ausgezogen, sowie die officinelle Aqua Salviae dienen zur Kräftigung des frischen Haarnachwuchses, namentlich wenn die Pigmentirung desselben noch zögert.

Iris florentina. Das Pulver der Veilchenwurzel ist namentlich in den Fällen anwendbar, wo man auf haarlosen Stellen des Kopfes oder seit mehreren Jahren bestehenden Glatzen, in denen vermittelst der Loupe noch die Rudimente schlummernden Haarlebens zu entdecken sind, einen leichten Hautreiz hervorrufen will, um einen vermehrten Blutzufluss nach dem Capillargefässnetze der betreffenden Stelle zu veranlassen. Diese täglich zu wiederholenden Einreibungen der Glatze mit dem Pulver der Veilchenwurzel bringen zunächst eine leichte Röthung hervor und dienen als Vorcur zur Anwendung stärkerer Erregungsmittel des Haarlebens.

Cyclamen Europaeum. Der Saft und das Decoct des Krautes und der Wurzel wurde früher auf haarlose Stellen angewendet und ist mit Unrecht obsolet geworden. Die im Herbst zu sammelnden Wurzeln, dicke, rundliche Knollen, die einen scharfen Geschmack besitzen und innerlich stark abführend wirken, werden zerschnitten, mit Wein übergossen und digerirt. Der so erhaltene weinige Auszug ist von mir mehrmals mit Erfolg gegen Alopecie angewendet worden.

Adianthum Capillus Veneris. Nach Dioscorides

verhindert das Decoct dieser Pflanze, vermischt mit Myrtenöl, Hyssopus und Wein, das Ausfallen der Haare. Wegen dieser schon im Alterthume bekannten Wirkung des Mittels, das vermöge des in ihm enthaltenen Gerbstoffs und eines bitteren Extractivstoffs dem Haarwuchse förderlich ist, hat man demselben den Namen Venushaar oder Frauenhaar gegeben.

Allium Cepa. Wenn man haarlose Stellen mit Zwiebelsaft einreibt, so befördert dies den Haarwuchs (Galenus liber VII).

Pistacia Terebinthina. Die Asche dieses Baumes befördert das Wachsthum der Haare in der Alopecia (Elgāfaki). Die Blätter, getrocknet, gestossen und gesiebt und dann in die Haare gestreut, verlängern das Haar und machen es dichter. Der durch Einschnitte in den Stamm erhaltene Balsam, Cyprischer Terpentin, eine der feinsten Sorten von angenehmem Citronen- und Jasmingeruche, der selten echt zu erhalten ist, da er meist mit venetianischem Terpentin verfälscht wird, dient in Lösung zu Waschungen der Glatzen, um neues Haarleben anzuregen. Die Araber wendeten auch die übrigen Pistacien-Arten als Haarmittel an.

Buxus sempervirens. Die Sägespähne des Buxbaumholzes wurden mit Lawsonia inermis zusammengeknetet und damit Umschläge auf den Kopf gemacht, um den Haarwuchs zu befördern und das Ausfallen der Haare zu vermindern (Elscherif). Bequemer ist die Anwendung dieses Mittels als Decoct, zu welchem man das Holz und die Blätter nimmt. Es thut, als Kopfwaschung benutzt, dem Ausfallen der Haare, falls dasselbe nicht auf inneren Ursachen beruht, schnell Einhalt. In vielen derartigen Fällen habe ich auch die Abkochung der Buxbaumblätter und des Holzes mit Rothwein bewährt gefunden.

Semecarpus Anacardium (ostindischer Dintenbaum). Der aus der dattelähnlichen Frucht, bekannt unter dem Namen Elephantenlaus, bereitete Honig ist ein stark hautreizendes Mittel und wurde bei den Arabern gegen Kahlköpfigkeit eingerieben (Ebn Sina).

Iuglans regia. Die Schaale, verbrannt und mit Wein und Olivenöl verrieben, verschönert das Haar und befördert das

Wachsthum desselben. Das Extract mit Eisen und Olivenöl färbt weisse Haare schön schwarz (Elscherif). Man bedient sich auch der Abkochung der grünen Nussschaalen und Nussbaumblätter, um das Haar braun zu färben. Will man das Haar sehr dunkelbraun färben, so wäscht man dasselbe Tags vorher mit einer Auflösung von 2 Gramm. citronensauren Eisens in 200 Gramm. Wasser, lässt darauf das Haar trocknen und trägt sodann mittelst einer Bürste das erwähnte Decoct auf. Das Haar wächst bei diesem Verfahren kräftig nach und wird dichter.

Lepidium sativum. Die Samen davon verhindern das Ausfallen der Haare und leisten gute Dienste gegen Kopfflechten (Dioscorides und Ishak Ben Amran).

Rhamnus infectorius. Der Saft der Beeren (die unter dem Namen Grana Lycii oder Graines d'Avignon in den Handel kommen) färbt die Haare gelbröthlich und ist daher vorzüglich bei blonden, vorzeitig ergrauten Haaren anzuwenden. Es giebt den schönen Ton des in der Oelmalerei gebräuchlichen Stil de grains. Das Mittel stärkt übrigens die Haarwurzeln, was auch Maserdschavia und Etthabari bestätigen.

Trigonella foenum graecum. Die Pflanze wird gekocht und ausgepresst und mit der Brühe der Kopf gewaschen zur Entfernung der Schuppen und zur Stärkung des Haarwachsthums (Dioscorides). Das Decoct macht die Haare lockig (Maserdschavia).

Cucumis Colocynthis. Die Abkochung des Marks benutzten die Araber gegen Haarlosigkeit (Hobaisch Ben Elhasar). Auch das Decoct der Blätter diente zu Waschungen des Kahlkopfs, um den Haarwuchs anzuregen. Am brauchbarsten hat sich mir in vielen Fällen das Extractum Colocynthidis bewiesen und zwar in folgender Lösung:

1 Gramm. Extr. Colocynthid.,
2 Gramm. Extr. Aloës,
3 Gramm. Tinct. cantharid.,
180 Gramm. Infus. hb. Sabinae (30 Gramm. auf 180 Gramm. Wasser).

Bei der wöchentlich mehrmaligen Anwendung dieses Mittels

habe ich auf kahlen Köpfen oftmals ein frisches, kräftiges Haar hervorwachsen sehen. Wo nach vier- bis sechswöchentlichem Gebrauche desselben mittelst der Loupe nicht feine Haarspitzen auf der Glatze zu erkennen sind, da möchte man ausrufen: Lasciate ogni speranza!

Lawsonia inermis. Wenn man den Saft der Blätter, oder die zerstossenen Blätter im Saft von Struthium erweicht und dies in die Haare einreibt, so werden die Haare goldgelb gefärbt (Galenus). Die Blätter zerrieben und mit Olivenöl und Samen von Carthamus tinctorius zusammengemischt und auf den Kopf gebracht, befördert das Wachsthum der Haare und verschönert sie.

Hirundo. Der Koth der Schwalben, mit Ochsengalle vermischt und auf den Kopf eingerieben, macht schwarzes oder graumelirtes Haar plötzlich weiss (Aristoteles über den Nutzen der Glieder der Thiere).

Ornithogalum stachioides. Wenn man die Wurzeln davon verbrennt und mit ihrer Asche Umschläge macht, so befördert man in der Kahlköpfigkeit das Wachsthum der Haare, namentlich wenn die Stelle jedesmal vorher mit einem Stück Wolle frottirt worden ist (Dioscorides).

Ursus Arctos. Bärenfett mit dem Safte von Granatäpfeln vermischt, empfiehlt Elscherif gegen Kahlköpfigkeit und zur Beförderung des Wachsthums der Augenbrauen.

Plantago Psyllium. Eine Eigenthümlichkeit der Samen dieser Pflanze ist es, dass sie, mit Veilchenöl verrieben und als Haarmittel angewendet, sprödes Haar erweichen, geschmeidig machen und die Brüchigkeit desselben beseitigen. Das Mittel stärkt auch das Wachsthum der Haare (Ishak Ben Amrān).

Faex. Hefen mit Mastyxöl und Harzen vermischt, damit die Haare eingerieben und die Nacht über liegen gelassen, giebt dem Haar eine röthliche Färbung.

Polypodium Dryopteris (unter dem grünen an Eichenstämmen wachsenden Moose vorkommend) wurde von den Arabern als Depilatorium benutzt. Macht man mit der zerriebenen Pflanze Umschläge, so gehen an dieser Stelle die Haare aus (Galenus).

Lepus marinus (Aplysia depilans), ein kleines muschelartiges Seethier. Wenn man von diesem Thiere allein, oder mit Brennnesseln Umschläge macht, so fallen die Haare aus (Ibn Sina).

Croton Tiglium. Crotonöl mit Olivenöl verdünnt wurde gegen das Ausfallen der Haare und bei Alopecia schon von den Arabern angewendet (Isa Ben Ali und Rhazes). Um den Haarwuchs auf kahlen Stellen hervorzurufen, brauchte Verf. in mehreren Fällen mit Erfolg eine Mischung von

6 Gramm. Ol. olivarum und
2 Gramm. Ol. crotonis, oder auch Ol. crotonis mit Glycerin im Verhältnisse von 1:4.

Oleum Schoenanthi benutzten die Araber hauptsächlich zur Pflege und Verschönerung des Bartes. Die Anwendung dieses Oels soll das Hervorkeimen des Bartes bei jungen Männern beschleunigen.

Oleum Myrti. Dieses Oel hat die Eigenschaft, das Haar zu stärken und vor dem Ausfallen zu schützen. Es stärkt die Haarwurzeln und bewirkt, dass die Haare schneller wachsen und dichter werden (Ibn Sina).

Oleum Cypri wurde bei den Orientalen als ein Stärkungs- und Verschönerungsmittel der Haare benutzt.

Oleum Laurinum. Das Lorbeeröl mit Olivenöl verdünnt, ist zur Beseitigung übermässiger Schuppenbildung von Nutzen und vermöge seiner stark reizenden Wirkung auch gegen Kahlköpfigkeit brauchbar. Das Mittel muss aber mit Vorsicht angewendet werden, denn bei täglicher Einreibung der kahlen Stelle mit Lorbeeröl zeigt die Haut bald eine Neigung zu Pustelbildung. Der Gebrauch des Mittels ist also sofort zu sistiren, sobald sich auf der eingeriebenen Stelle röthliche Flecke zeigen. Um eine länger fortgesetzte Wirkung des Lorbeeröls zu ermöglichen, zieht man vor, dasselbe mit anderen zu demselben Zwecke verwendbaren Mitteln zu vermischen, wie mit Oleum Nucis Iuglandis und, wenn man stärker reizend auf die Kopfhaut einwirken will, mit Oleum Colocynthidis, welches letztere in diesen Fällen namentlich deswegen zu empfehlen ist, weil es dem

Umsichgreifen der Kahlköpfigkeit Einhalt thut, indem es das fernere Ausfallen der Haare am Rande der Glatze verhindert.

Oleum ovorum. Das Eieröl ist das beste Constituens aller Haaröle, da es nicht nur das Wachsthum der Haare, sondern auch die Farbe derselben verschönert. Hierbei habe ich aber auf eine Cautel aufmerksam zu machen, die für Haarkranke von grosser Wichtigkeit ist. Es giebt in den Apotheken zweierlei Eieröl: das eine ist mit Aether ausgezogen, während das andere das aus den hartgesottenen Eidottern ausgepresste ist. Nur das letztere, also das „frisch ausgepresste“ Eieröl ist für obigen Zweck zu brauchen. Das mit Aether ausgezogene, welches sich leicht durch den scharfen, durch Nichts zu bedämpfenden Aethergeruch auszeichnet, würde, als Haarmittel angewendet, wegen des nicht ganz zu entfernenden Schwefeläthers dem Haarwuchse und namentlich der Haarfarbe ganz schädlich sein.

Das frisch ausgepresste, geruchlose Eieröl ist das Nonplusultra aller Haaröle und daher allgemein empfehlenswerth. Will man es parfümirt anwenden, so setzt man der Unze Eieröl etwa 10 Tropfen Bittermandelöl zu, eine Mischung, die ich allen Damen als das beste Haaröl empfehlen möchte. Leider ist der Preis des Eieröls in Betracht der geringen Ergiebigkeit der Eidotter an Oel ein ziemlich hoher, namentlich im Vergleich zu anderen als Haarmittel benutzten Oelen.

Oleum amygdalarum dulcium. Das Süssmandelöl ist nur zur Beseitigung der Schuppen vom Kopfe zu brauchen, zur gewöhnlichen Anwendung als Haaröl empfiehlt es sich aus dem Grunde nicht, weil es das Haar zu sehr austrocknet. Dagegen ist das

Oleum olivarum, das frisch ausgepresste Olivenöl, das gewöhnliche Tafelöl, als Haaröl sehr brauchbar. Täglich gebraucht, schützt es vor einem vorzeitigen Ergrauen der Haare, es stärkt den Haarwuchs im Allgemeinen und vermindert das Ausfallen der Haare (Dioscorides).

Oleum Serpentis (aus Sesamöl und schwarzen Schlangen bereitet) schätzten die Araber als vorzügliches Verschönerungsmittel der Haare. Es befördert das Wachsthum und verhindert das Ausfallen derselben.

Aegylops ovata. Das Decoct, oder die zerquetschte Pflanze zu Umschlägen auf den Kopf angewendet, empfiehlt Oribasius als ein wirksames Mittel gegen Kahlköpfigkeit.

Musca. Wenn man möglichst viele Mücken mit Olivenöl verreibt und diese Salbe auf haarlose Stellen des Kopfes tüchtig einreibt, so befördert dies neuen Haarwuchs (Chawas Ben Zeher).

Meloë vesicatorius. Das Olivenöl, in welchem Canthariden gekocht werden, besitzt die Kraft, das Wachsthum der Haare bei der Kahlköpfigkeit zu befördern (Galenus). Den zu diesem Zwecke bestimmten Mitteln setzt man gewöhnlich etwas Canthariden-Tinctur zu.

Aurum. Geraspeltes Gold setzten die Araber den Arzneimitteln, Salben und Getränken zu, welche die Kahlköpfigkeit und den Kopfgrind heilen (Ibn Sina).

Canis Lupus. Einreibungen mit Wolfsfett sind bei Kahlköpfigkeit von Nutzen (Chawas Ben Zeher).

Delphinium Staphisagria. Wenn man mit der zerquetschten Pflanze auf von Haaren entblösste Stellen Umschläge macht, so befördert man das Wachsthum der Haare. Das concentrirte Decoct der ganzen Pflanze dient als Haar-Stärkungsmittel.

Arsenium. Den gelben Arsenik, das Auripigmentum wendeten die Araber nach Dioscorides als Depilatorium an.

Pix liquida. Theer mit Olivenöl befördert den Haarwuchs bei Kahlköpfigkeit (Dioscorides). Waschungen des Kopfes mit Theerwasser sind auch bei gesundem Haarwuchs zur Erhaltung der Schönheit des Haares allgemein zu empfehlen. Bei dünnem Haar sind diese Waschungen von vorzüglichem Nutzen. Ueberhaupt sind bei allen Haarcuren von Zeit zu Zeit Waschungen des Kopfes mit Theerwasser rathsam, sie unterstützen die Wirkung anderer Haarmittel in hohem Grade und reinigen die Kopfhaut am besten von den Residuen der angewendeten Salben und Haarmittel. Beim reichlichen Ausfallen der Haare genügen oft nur wenige Waschungen des Kopfes mit Theerwasser, die wöchentlich ein- bis zweimal zu wiederholen sind, um dem Uebel Einhalt zu thun.

Ruta graveolens. Wenn man das Kraut fein zerreibt und mit dem Safte auf haarlose Stellen Einreibungen macht, so hebt sich die Haarlosigkeit, auch oft sogar in Fällen, in denen das Uebel schon lange besteht. Der Saft mit Oel oder etwas Wachs verbunden und auf haarlose Stellen gebracht, befördert das Wachsthum der Haare (Ishak Ben Amrān).

Cupressus sempervirens. Die Blätter zerstossen und mit verdünntem Essig vermischt, schwärzen das Haupthaar und kräftigen den Haarwuchs (Galenus).

Saponaria officinalis im Decoct, dient zu Kopfwaschungen und zur Beseitigung einer zu reichlichen Schuppenbildung.

Beta vulgaris. Das Decoct der Blätter und Wurzeln wird zum Reinigen der Kopfhaut angewendet. Das concentrirte Decoct nützt bei Alopecia. Dioscorides nennt dasselbe ein kräftiges, den Haarwuchs beförderndes Mittel.

Rhus coriaria. Das Decoct des Gerber-Sumachs schwärzt die Haare, ohne ihrem Wachsthume zu schaden (Dioscorides).

Sesamum orientale. Wenn man mit dem Decoct der Blätter die Haare auswäscht, so erweicht und verlängert man dieselben und beseitigt die Kopfschuppen (Ebn Masawia).

Cassia Senna. Sennesblätter-Abkochung empfiehlt Ishak Ben Honain zum Waschen des Kopfes bei Ausfallen der Haare, sowie gegen Kahlköpfigkeit und Schuppen.

Valeriana Jatamansi. Vermöge ihrer adstringirenden Kraft ist die Pflanze im Decoct beim Ausfallen der Haare, sowie der Augenwimpern von Nutzen. Das Mittel ist überhaupt dem Wachsthume der Haare sehr förderlich (Galenus).

Sepia officinalis. Die braune, in dem Kropfe des Fisches enthaltene Masse, gelöst und als Haarmittel gebraucht, befördert das Wachsthum der Haare, giebt ihnen eine dunklere Farbe und heilt Kahlköpfigkeit (Elgafaki).

Anser. Gansfett ist von Nutzen, wenn es bei Kahlköpfigkeit eingerieben wird (Ibn Sina).

Anemone stellata und coronaria zu gleichen Theilen mit grünen Nussschaalen gekocht, war ein beliebtes Haarfärbemittel der Araber (Elscherif).

Nigella sativa. Wenn man die Pflanze verbrennt, mit Wachs vermischt, welches in Lilienöl flüssig gemacht wird, und auf den Kopf einreibt, so ist sie beim Ausfallen der Haare von Nutzen (Ahmed Ben Ibrahim). Wird die Pflanze zerrieben und das Pulver mit Fett vermischt, so befördert sie, als Haarmittel gebraucht, das Wachsthum der Haare (Madschhul).

Sapo. Wenn man 2 Drachmen Seife nimmt, damit eine Drachme Sandix (i. e. Mennige) und ebenso viel gelöschten Kalk vermischt und damit im Bade nach vorausgegangenem Abwaschen und Reinigen mit Wasser, den Bart bestreicht und dieses eine halbe Stunde liegen lässt, so werden die Haare geschwärzt. Dieses Mittel ist fast bewunderungswürdig in seinem Erfolge und durch die Erfahrung bestätigt (Elscherif).

Aloë Socotrina. Aloë mit Wein vermischt und als Waschmittel des Kopfes gebraucht, befördert das Wachsthum der Haare und sistirt das Ausfallen derselben sehr schnell (Dioscorides). Das Extractum Aloës ist empfehlenswerth als Zusatz zu Mitteln, welche neues Haarleben auf kahlen Stellen des Kopfes anregen sollen.

Pinus. Frischer Fichtensamen zerrieben und mit Wein vermischt, dient als Beförderungsmittel des Wachsthums der Haare (Dioscorides). Auch das Infusum der Turiones pini ist zu diesem Zwecke, sowie zur Kräftigung des Haarwuchses als Waschmittel des Kopfes empfehlenswerth.

Gallae. Galläpfel mit Wasser und etwas Essig gekocht, liefern eine Flüssigkeit, welche die Araber gegen das Ausfallen der Haare und bei beginnendem Ergrauen derselben anwendeten. Das Haar wird dadurch dunkler gefärbt. Gegenwärtig bedient sich Verf. anstatt dieses Galläpfel-Decocts einer Lösung von reinem Tannin in Wasser mit Zusatz von Wein und hat dabei die Erfahrung gemacht, dass das Ausfallen der Haare, wenn es durch dieses stark adstringirende Mittel nicht gehoben wird, nicht auf Erkrankung der Haare selbst, sondern auf einer anderen inneren, den Körper erschöpfenden, Krankheit beruht.

Scorpio. Man röstet Scorpionen so lange in Olivenöl, bis sie verbrannt sind. Mit diesem Oel reibt man die haarlosen Stellen ein und befördert damit nach vielfach gemachten Erfahrungen das Wachsthum frischer Haare (Ibn Baithar).

Rubus fruticosus. Die Aeste und Blätter des Brombeerstrauchs mit Wasser gekocht, geben ein mildes Haarfärbemittel.

Squilla maritima. Wenn man den Saft der Meerzwiebel auf haarlose Stellen stark einreibt, bis die Haut jedes Mal geröthet ist, so entsteht, wenn noch nicht alles Haarleben ertödtet ist, neuer Haarwuchs (Elscherif). Die Meerzwiebel, in Stücke zerschnitten und in Olivenöl geröstet, liefert ein treffliches, den Haarwuchs im Allgemeinen beförderndes Haaröl. Gleichzeitig wird durch die Anwendung dieses Haaröls reichliche Schuppenbildung und Jucken der Kopfhaut beseitigt.

Salix. Die concentrirte Abkochung von Weidenrinde und Weidenblättern ist zu Kopfwaschungen von Nutzen, wenn das Haar ausfällt und beim Kämmen leicht ausgeht.

Paeonia officinalis. Päonienblätter in Wein gekocht, geben ein Haarstärkungsmittel, das namentlich bei Kindern, deren Haarwuchs zu spärlich ist, gute Dienste leistet.

Raphanus sativus. Rettigsaft galt schon bei den Arabern als Mittel gegen Kahlköpfigkeit (Rhazes). Der Saft der Rinde des Rettigs insbesondere befördert das Wachsthum der Haare auf kahlen Stellen des Hauptes.

Piper nigrum. Wenn man Pfeffer fein pulverisirt, mit zerquetschten Zwiebeln vermischt und diese Mischung auf haarlose, vorher anhaltend frottirte Stellen des Kopfes auflegt und dieses Verfahren öfter wiederholt, so wird nach und nach neuer Haarwuchs daselbst angeregt.

Cucurbita. Wenn man in einen Kürbiss eine Oeffnung schneidet, die Höhle mit Eisenfeile ausfüllt, die Oeffnung wieder mit dem Deckel verschliesst und vierzig Tage liegen lässt, dann aber den Inhalt mit dem Saft aus der Höhle herausnimmt und auspresst, so erhält man einen schwarzen Saft, welcher mit Lawsonia inermis zusammengerieben, ein wunderschönes Haarfärbemittel abgiebt (Elscherif).

Costus arabicus. Der Saft der Pflanze, äusserlich gebraucht, befördert das Wachsthum der Haare bei der Kahlköpfigkeit.

Arundo. Wenn man die Wurzel des Schilfrohrs verbrennt, mit ebenso viel Lawsonia inermis verreibt und damit die Haare färbt, so verschönert man die Haare und befördert ihr Wachsthum (Elscherif).

Buxus dioica. Die Blätter dieser Pflanze werden getrocknet, zerstossen, mit Lawsonia inermis (Alcannawurzel) vermischt und damit die Haare gefärbt, deren Farbe sie erhalten und deren Wachsthum sie fördern.

Astragalus verus. Tragant-Gummi in Wasser gelöst und zum Bestreichen der Haare benutzt, ist beim Ausfallen derselben von Nutzen. Wenn man bei lockigem Haar dieses Mittel anhaltend fortbrauchen lässt, so wird nach und nach das Haar schlicht.

Brassica oleracea. Das Wasser, in welchem der gewöhnliche Gemüse-Kohl gekocht worden ist, dient als Heilmittel beim Ausfallen der Haare.

Boswellia turifera. Wenn man Weihrauch mit Cedernharz verbrennt und den Russ auffängt, der sich bildet, und damit kahle Stellen bestreicht, so befördert man das Wachsthum neuer Haare. Man kann den sich entwickelnden Rauch mittelst eines Trichters auch direct auf die haarlose Stelle einwirken lassen (Ibn Sina).

Acanthus mollis. Der Saft der Garten-Artischocke, namentlich der Wurzel, als Haarmittel benutzt, befördert das Wachsthum der Haare und heilt in vielen Fällen die Kahlköpfigkeit.

Cistus creticus. Das Ladanum hindert das Ausfallen der Haare und stärkt ihre Wurzeln (Galenus). Dioscorides empfiehlt es als Haarmittel, vermischt mit Wein, Myrrhe und Myrtenöl.

Plantago major. Der gewöhnliche, bei uns allenthalben wachsende grosse Wegerich mit Chinarinde abgekocht, liefert ein treffliches Mittel, das dem Ausfallen der Haare bald Einhalt thut. Man nimmt hierzu vom Wegerich das Kraut und die Wurzel.

Myrrha. Die Myrrhe ist eines der schätzbarsten Mittel gegen das Ausfallen der Haare. Man nimmt 1 Quentchen Myrrhenharz auf 1 Flasche Wein und lässt den Kopf damit waschen. Kleben die Haare zusammen, so hat man die Lösung mit Wasser zu verdünnen, bis die Klebrigkeit verschwunden ist. Die Tinctura Myrrhae wird mit Nutzen anderen Haarmitteln zugesetzt.

Celtis australis. Das Decoct der Sägespähne stärkt die Haarwurzeln und befördert das Wachsthum der Haare (Galenus). Es wirkt adstringirend auf die Kopfhaut und färbt das Haar röthlich (Dioscorides).

Narcissus poëticus. Die Zwiebel der weissen Narcisse in Essig getaucht und auf haarlose Stellen eingerieben, treibt kräftigen Haarwuchs hervor.

China regia und fusca. Die Abkochung der Chinarinde in Rothwein und Wasser, sowie der kalt bereitete Auszug von 60 Gramm Chinarinde in 1 Flasche Burgunder sind die vorzüglichsten Mittel, um dem Ausfallen der Haare Einhalt zu thun. Man bedient sich zu diesem Zwecke auch einer Lösung von Extractum chinae frigide paratum (7,5 auf 1 Flasche Rothwein), womit man die Kopfhaut mittelst eines Schwämmchens täglich benetzen lässt.

§ 32.

Specielle therapeutische Vorschriften.

Bei den meisten Haarleiden sind äussere Mittel nur als Adjuvantia zu betrachten, während die Hauptsache in der inneren Behandlung der Kranken beruht. Deswegen kann nur der durchgebildete Arzt, aber niemals der Laie, das Grundübel des

Haarleidens mit Sicherheit erkennen. Es ist unter diesen Umständen von der grössten Wichtigkeit, vor dem Beginn einer Cur aller Haarleiden sich genau über das allgemeine Befinden der Kranken zu instruiren.

Es ist eine bekannte Erfahrung, dass bei chronischen Diarrhöeen, zu starker Menstrualblutung, chronischem weissen Fluss, Ausschweifungen in Venere et Baccho und bei Allem, was schwächend auf den Organismus einwirkt, das Haar mehr oder weniger ausgeht. So zieht gewöhnlich ein hoher Grad von Blutarmuth den Verlust der Haare nach sich, und nach überstandenem schweren Typhus ist das Ausfallen des Haares fast constant. In diesen und ähnlichen Fällen handelt es sich um corroborirende Behandlung und erst später, wenn die krankhafte Blutmischung zur Norm zurückgeführt ist, tritt die Wirkung der angewendeten Externa hervor.

Wenn bei jungen Männern in Folge der Syphilis und durch den Gebrauch von Quecksilber-Präparaten Kahlköpfigkeit eintritt, so ist die Prognose meist nicht ungünstig. Die innere Anwendung von Jodkali wochenlang fortgesetzt und verbunden mit einer äusseren Behandlung der kahlen Stelle mittelst leichter Reizmittel, dabei eine nahrhafte Diät, befördert sehr bald einen frischen Haarwuchs, wozu freilich sechs bis neun Monate erforderlich sind.

Bei Frauen ist oft langjähriges Bestehen des Fluor albus die Ursache des Ausfallens der Haare. Hier handelt es sich, bevor man zu der Anwendung äusserer Mittel übergeht, um möglichst schnelle Beseitigung des weissen Flusses und wenn hierzu die gewöhnlichen Mittel nicht hinreichen, so verordne ich mit dem besten Erfolge das Zincum chloratum (3,0—5,0 ad 200,0—400,0 Aqu.) zu Einspritzungen. Die Schleimhaut wird dadurch leicht geätzt und oft sind nur einige wenige, in Zwischenräumen von je 2 Tagen zu machende Einspritzungen genügend, um dem Uebel Einhalt zu thun. Dann erst beginnt man mit der äusseren Anwendung des China-Weins oder anderer ähnlicher Mittel zur Sistirung des Ausfallens der Haare, die darauf in verhältnissmässig kurzer Zeit gelingt. Man thut bei derartigen

Curen wohl, die Kranke zu allem Anfange darauf aufmerksam zu machen, dass dem Ausfallen der Haare erst dann mit Erfolg Einhalt gethan werden kann, wenn der Fluor albus gründlich geheilt ist.

Gehen die Haare in Folge von Bleichsucht und Blutarmuth aus, so leisten innerlich Eisenpräparate, namentlich Liquor ferri sesquichlorati (gutt. X—XX auf 150,0 Aqu. destillat., davon täglich dreimal 1 Esslöffel voll zu nehmen) und äusserlich Myrrhenharz in Wein gelöst die besten Dienste. Dabei ist reichliche Milchdiät, Eier in Fleischbrühe, kräftige Fleischkost, sowie die Anwendung von Eisenbädern empfehlenswerth.

Bei chronischen Kopfschmerzen, die freilich auf vielerlei Gründe zurückgeführt werden können, zeigt das Haar gewöhnlich eine zunehmende Neigung zum Ausfallen und wenn diesem Uebel nicht in Zeiten Schranken gesetzt werden, so wird das Haar so dünn, dass zur vollständigen Kahlköpfigkeit nur noch wenig fehlt. Sind keine organischen Veränderungen im Gehirn oder den Gehirnhäuten als die Veranlassung zu den chronischen Kopfschmerzen anzunehmen, hat man es mit einer einfachen Migraine zu thun, so habe ich oft von der inneren Anwendung des Acid. sulphuric. dilut. die günstigsten Erfolge beobachtet. Findet aber gleichzeitig auch Schlaflosigkeit statt, so hüte man sich vor dem Gebrauche des Morphium, denn anstatt Erleichterung wie in anderen Krankheitsformen zu schaffen, verschlimmert es die Schlaflosigkeit und vermehrt den chronischen Kopfschmerz oft in bedenklichem Grade. Auch in diesen Fällen hat mich die verdünnte Schwefelsäure nur selten im Stiche gelassen, bleibt sie jedoch erfolglos, so leistet das Kalium bromatum (2,0 in 150,0 Aqu. destill. gelöst und davon täglich dreimal 1 Esslöffel gegeben) gewöhnlich ganz vortreffliche Dienste. Die Stelle des Morphium vertreten dann in den ersten Tagen, wenn Abends noch immer kein Schlaf eintritt, Gaben von 10—20 Tropfen Chloroform, innerlich genommen. Sind endlich durch diese Behandlung die Kopfschmerzen beseitigt, so kann man mit äusseren, den Haarwuchs befördernden Mitteln vorgehen, doch hat man dabei die Vorsicht im Auge zu behalten, dass man mit den schwächeren Reizmitteln anfängt und nicht etwa gleich das schwere Geschütz auffährt, wie Canthariden, Oleum Crotonis oder Coloquinthen-Extract, denn man würde durch die externe Anwendung dieser stark wirkenden Mittel den mühsam beseitigten Kopfschmerz wieder hervorrufen. Handelt es sich nun blos darum, dem Ausfallen der Haare Einhalt zu thun und nicht vollkommene Kahlköpfigkeit zu beseitigen, so genügen oft Waschungen der Kopfhaut mit einer concentrirten Abkochung von Eichenrinde, den gedachten Zweck zu erreichen.

In vielen Fällen tritt aber Kahlköpfigkeit oder Verlust des Haares in geringerem Grade auch bei Organismen hervor, an denen sonst keine weitere Abnormität zu bemerken ist. Dann liegt dem Uebel oft irgend eine Veränderung der Diät, oder der Wohnung, oder in der Sexualsphäre und dergleichen zu Grunde und man hat darauf sein Augenmerk zu richten nach dem Grundsatze: „Cessante causa cessat effectus."

Wo aber nichts Derartiges dem Haarleiden zu Grunde liegt, sondern das Allgemeinbefinden des Haarkranken ganz normal ist, da bedient man sich des für solche Fälle fast souveränen Mittels zur Anregung eines frischen, kräftigen Haarlebens, nämlich des Arseniks.

Es gehören jahrelange Erfahrungen dazu, den mächtigen Einfluss des Arsens auf die Kräftigung des Haarlebens zu erkennen, denn das Mittel muss oft 1—2 Jahre hindurch anhaltend fortgesetzt werden. Bei vorsichtiger Anwendung ist das Mittel ganz gefahrlos, da der Organismus deutlich markirt, wenn er genug Arsen aufgenommen hat.

Man muss daher Jeden, den man mit Arsenik behandelt, darauf aufmerksam machen, dass er die Dosis zu verringern hat, sobald während der Arsencur sich ein prickelndes Gefühl in den Augenlidern und ein leicht entzündlicher Zustand der Conjunctiva einstellt. Dieses Symptom ist gleichsam das Sicherheits-Ventil bei allen Arsencuren und dabei so leicht erkennbar, dass es nicht leicht von Seiten des Patienten übersehen wird, denn setzt er ungeachtet des prickelnden Gefühls in den Augenlidern die Arsen-Dosis nicht herab, so steigert sich dasselbe von Tag zu Tag und geht in allgemeine Dysphorie über.

Nur ganz kleine Gaben Arsenik befördern den Haarwuchs, grosse Gaben zerstören ihn. Es ist daher ein bekanntes forensisches Zeichen stattgehabter Arsenik-Vergiftung, dass das Haar am ganzen Körper leicht ausgeht.

Es ist eine merkwürdige Thatsache, dass Dosen von Arsen, welche gross genug sind, auf den Organismus im Allgemeinen schädlich einzuwirken, auch dem Haarleben schaden und dass seine günstigen Wirkungen nur in den Gaben liegen, welche zu klein sind, als dass man damit Schaden anrichten könnte. Es ist unmöglich, die Wirkungen des Arsens zu beschleunigen, jeder Versuch dieser Art missglückt nicht nur, sondern verzögert sogar das gewünschte Resultat. Aber die geduldige ausdauernde Anwendung kleiner Gaben Wochen, Monate oder Jahre hindurch bringt eine so eclatante Besserung des Haarlebens hervor, wie kein anderes Mittel.

Arsen muss aber immer bei vollem Magen, also unmittelbar nach der Mahlzeit, entweder in gleicher, oder in immer kleinerer Gabe angewendet werden.

Ich lasse selten mehr als 5 Tropfen der Solutio Fowleri (täglich früh und Abends) nehmen und von 4 zu 4 Wochen die Dosis um einen Tropfen vermindern. Erst mit der Gabe von 2 Tropfen kann man sodann Monate lang fortfahren. In den meisten Fällen tritt dann nach 4 bis 6 Monaten ein kräftigerer, frischer Haarwuchs hervor und nun erst beginne ich die Anwendung äusserer den Haarwuchs befördernder Mittel. Zögert aber dennoch nach mehrmonatlichem Gebrauche der Solutio Fowleri das Hervorsprossen neuer Haare auf der kahlen Stelle, so verordne ich zweimal täglich die Einreibung derselben mit

Ol. Crotonis 5,0 und
Ol. Olivar. 30,0.

Man setzt das Mittel jedoch auf einige Tage aus, sobald sich auf der Einreibungsstelle kleine röthliche Pusteln bilden. Das neue Haar besteht Anfangs nur in feinen Wollhärchen ohne Pigmentirung. Haben die feinen Haare nun eine Länge von

1 Centimeter erlangt, so geht man zu Stärkungsmitteln des Haars über, wobei man aber vorher das Microscop zu Rathe zieht, indem man ein oder zwei dieser Härchen mit der Wurzel auszupft und untersucht. Ist die Wurzel kräftig, so kann man energischer vorschreiten und mit Reizmitteln in steter Steigerung der Stärke fortfahren. Sind die Wurzeln aber schwach und übertrifft der Querdurchmesser der stärksten Stelle der Haarzwiebel den Querdurchmesser des Haares selbst nicht, so würde man mit der Fortsetzung reizender Behandlung Schaden machen, denn anstatt sich zu kräftigen, fällt das Haar nach und nach wieder aus und man hat die Cur von Neuem zu beginnen, obendrein aber noch mit geringerer Aussicht auf Erfolg. Bei so schwach organisirter Haarzwiebel handelt es sich nun zunächst darum, dem drohenden Wiederausfallen des jungen Haarwuchses vorzubeugen, was man am besten durch die äussere Anwendung von Extractum chinae frigide paratum (7,5 in 200,0 Burgunderwein gelöst) erreicht. Mit dieser Lösung wird die Kopfhaut mittelst eines Schwämmchens täglich betupft, bis bei wiederholter microscopischer Prüfung der Haarzwiebel der Querdurchmesser der letzteren dicker befunden wird, als der Querdurchmesser des Haares.

§ 33.

Anhang.

Das Färben der Haare.

Das Färben ergrauter Haare hat man bis jetzt gewöhnlich dem Friseur überlassen, allein es ist dies nur in den Fällen gerechtfertigt, wo der Friseur durch tüchtige Realschul-Bildung sich chemische Kenntnisse erworben hat. Da man aber die Wirkung der gewöhnlichen Haarfärbemittel in Bezug auf ihre Schädlichkeit, oder ihren Nutzen, nur aus der microscopischen Untersuchung der gefärbten Haare beurtheilen kann, so wird nur derjenige mit Sachverständniss dabei verfahren, der im Microscopiren geübt ist.

Die Zahl der Haarfärbemittel ist eine so bedeutende, dass es dem Nichtchemiker gar schwer wird, eine Auswahl zu treffen, denn er weiss wohl, dass unter diesen zahlreichen Mitteln sich viele sehr schädliche befinden, die theils dem Haarwuchse und Haarleben feindlich entgegentreten, theils aber auch im Allgemeinen der Gesundheit nachtheilig werden können.

Unter den älteren Vorschriften zur Haarfärbung finden sich mehrere brauchbare, aber immerhin erfordert ihre Anwendung eine gewisse Vorsicht, da sie keineswegs indifferente Mittel enthalten.

Um weisse Haare zu bräunen, reinige man sie erst von ihrer Fettigkeit, wasche sie dann einige Male mit frisch bereitetem Kalkwasser und wenn sie an der Sonne getrocknet sind, mit Kupfervitriol-Lösung.

Rec. Cupri sulphuric. 15,0,
Aqu. destillat. fervid. 500,0.

Je öfter letztere Lösung angewendet wird, desto dunkler fallen sie aus. Die Anwendung einer so starken Kupfervitriollösung macht immer Vorsicht nöthig.

Ein anderes, ebenfalls sehr beliebtes, unter dem Namen „Eau de la Floride“ geraume Zeit als Geheimmittel theuer verkauftes Haarfärbemittel ist folgendes:

Rec. Plumb. acet. 10,0,
Sulphur. lot. 4,0,
Aqu. destillat. 200,0.

Es dient zur Färbung der Haare in allen Nüancen vom Blond bis zum Schwarz.

Früher bediente man sich auch eines Breies aus Mennige, Kalkhydrat und einer Lösung von doppeltkohlensaurem Kali zum Schwärzen der Haare. Das Schwärzende hierbei ist das durch den Schwefelgehalt der Haare entstandene Schwefelblei.

In Russland sind sehr empirische Gemische von Kalk, Galläpfeln, Bleiglätte, Alaun, Grünspahn, Salmiak, Eisen- und Zinkvitriol als Haarfärbemittel in Gebrauch. Diese Ingredienzen werden mit Wasser erhitzt und mittelst einer Bürste auf das Haar gestrichen. Man erreicht damit zwar den beabsichtigten

Zweck, allein empfehlenswerth ist dieses aus verschiedenen Giften zusammengesetzte Mittel keineswegs.

Das Färben der Haare mit salpetersaurem Quecksilberoxydul-Oxyd, welches einige als Geheimmittel vertriebene Haarfärbemittel enthalten, ist absolut verwerflich.

Ich habe mich zum Färben der Haare gewöhnlich eines Verfahrens bedient, das ganz unschädlich ist und mit grosser Bequemlichkeit angewendet wird. Ich lasse das graue Haar einige Tage mit einer aus Rindsmark, Eieröl, Argent. nitr. c. Kali nitr. und einer geringen Menge Mangan bereiteten Pommade behandeln und dann mit folgender Lösung waschen:

Rec. Acid. pyrogallici 1,0,
Aqu. destillat. 200,0,
Glycerini 5,0.

Das Glycerin ertheilt der wässerigen Lösung die Fähigkeit, auch fettiges Haar gleichmässig zu färben. Die Vermischung der Haarmittel mit Glycerin ist deswegen von grossem Nutzen, weil das Haar dann die Mittel leicht annimmt, auch wenn sie nicht vorher durch Waschungen mit doppeltkohlensaurer Natronlösung entfettet worden sind.

Wo das Haar noch nicht vollständig ergraut ist, sondern nur melirt erscheint, da hat man nicht nöthig, das ganze Haar mit einem Färbemittel zu waschen, sondern man bestreicht dasselbe nur stellenweise mit einem schnell, ja augenblicklich wirkenden Mittel, dessen Zusammensetzung mir erst nach vielen Versuchen eingefallen ist, das sich aber ganz vorzüglich bewährt. Es besteht in pyrogallussaurem Silber. Ich lasse es folgendermaassen darstellen:

Rec. Argent. nitr. fus. 1,0,
solve
Aqu. destillat. 100,0,
adde
Acid. pyrogallic. 1,0,
Glycerini 5,0.
M. D. S. Haarfärbemittel.

Bildet das Mittel einen Bodensatz, so lässt man es einige Zeit ruhig stehen und giesst dann die über dem Niederschlage befindliche klare, hellbräunliche Flüssigkeit ab und trägt dieselbe mit einem Bürstchen auf das graue Haar über. Das Haar wird augenblicklich erst braun, dann schwarz gefärbt. Das Befeuchten der Haut muss dabei möglichst vermieden werden.

Dieses Mittel hat vor allen anderen den Vorzug, dass es nur eine ganz schwache Silbersalpeter-Lösung enthält, welche allein zur Färbung des Haares nicht genügen würde. Alle anderen Haarfärbemittel, welche Höllenstein enthalten, sind, um schnell zu wirken, viel zu stark an Argentum nitricum und schaden dem Haare gar sehr. Das Haar nämlich, welches längere Zeit hindurch öfter mit einer zu starken Höllensteinlösung gefärbt wurde, leidet gewaltig an der Cortical-Substanz, Theile derselben blättern sich ab, und wenn man es unter dem Microscope betrachtet, findet man es nicht nur an der Spitze, sondern auch oft stellenweise schon in der Mitte mehrfach gespalten. Das Haar wird also nach und nach zerfressen und fällt endlich aus.

Diese Befürchtung hat man bei der Anwendung meines an Argentum nitricum so schwachen Mittels (1,0 zu 100,0) nicht. Ich habe nie eine krankhafte Veränderung oder Abnutzung an Haaren gefunden, die mit diesem Mittel gefärbt worden waren.

Wo das Haar im Allgemeinen eine Neigung zur Spaltung an der Spitze zeigt, muss es wenigstens ein Jahr lang kurz getragen und von 8 zu 8 Wochen verschnitten werden.

Die Lösung des Höllensteins in Salmiakgeist, oder in Aether (wie in der als Geheimmittel verkauften Eau de Chine) ist deswegen verwerflich, weil sowohl Salmiakgeist, als auch Aether feindselig auf das Haarleben einwirken. Man wendete diese Lösungsmittel aber nur an, weil das Haar sie besser annimmt als die wässerige Lösung.

Höllenstein färbt übrigens jedes Haar verschieden. Weisses Haar, das früher blond gewesen ist, wird durch Höllensteinlösung grünlich, dann kupferroth und endlich schwarz, und diese unnatürlichen Haarfarben erschrecken Manchen so, dass er in aller Angst vor der irreparabeln Dauer der grünen Haarfärbung sogar zu dunklem Haarwachs, dem unbrauchbarsten, weil immer abfärbenden Haarmittel, seine Zuflucht nimmt.

Weisses Haar, das früher braun oder schwarz gewesen ist, wird durch Höllensteinlösung unnatürlich rothbraun und namentlich in der Sonne ist dieser schon von Weitem erkennbare rothbraune Schein höchst widerlich. Dieser Schein lässt sich leicht beseitigen, wenn man die Stelle mit Tanninlösung bestreicht, allein dies scheint nicht bekannt zu sein, denn man begegnet auf der Strasse oft Menschen, die von ihrem Friseur in dieser Weise abscheulich zugestutzt sind.

Alles dies findet bei meinem oben angegebenen Haarfärbemittel nicht statt. Das Haar erhält dadurch sofort eine schöne dunkelbraune Farbe, die von der natürlichen nicht zu unterscheiden ist. Erst nach Verlauf einiger Wochen hat man nöthig, etwas nachzubessern, indem man den unteren, farblos hervorwachsenden Theil der Haare nachfärbt. Dieselbe Mischung eignet sich ebenso zur Färbung des Bartes. Das dadurch erzeugte Braun ist echt und färbt nicht ab. Man bedient sich dabei, um das Haar geschmeidig zu erhalten, des Balsam. peruvian. 1,0 auf Ol. Ricini und Ol. Olivar. ana. 15,0 als Haaröl. Die Pyrogallus-Säure-Lösung befördert übrigens den Haarwuchs in ungewöhnlichem Grade.

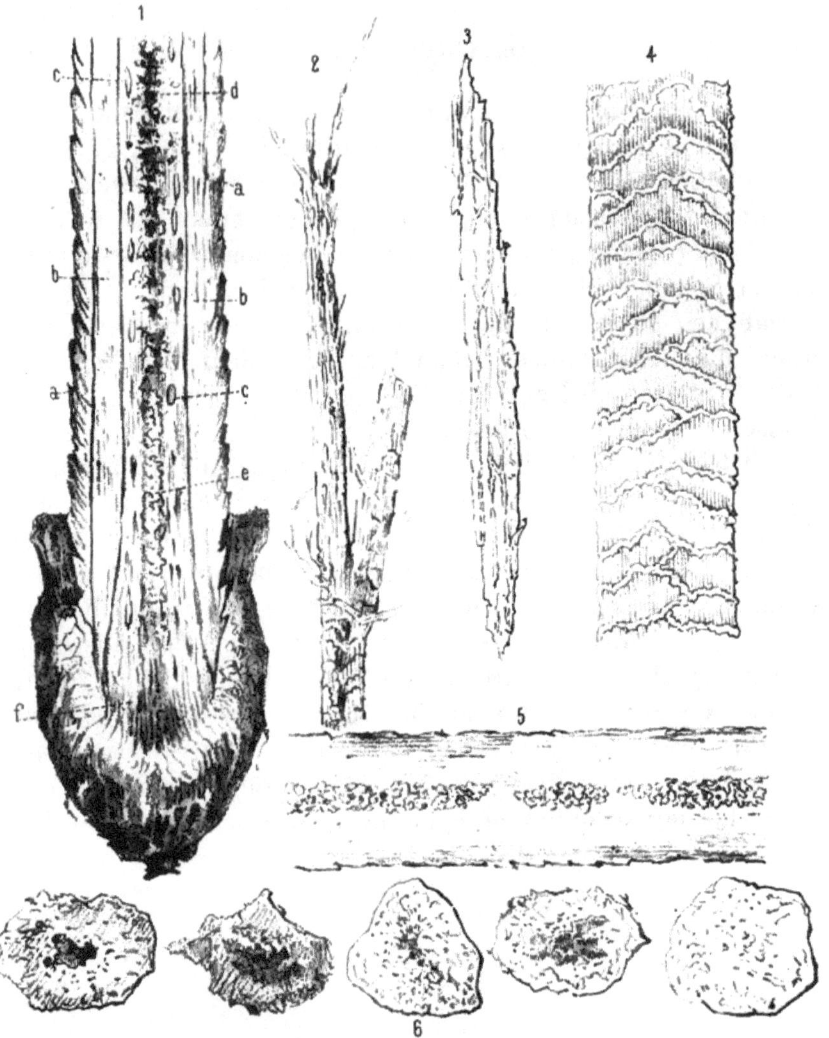

1. Durchschnitt eines menschlichen Barthaares. a. Dachziegelartig übereinanderliegende Epithelium-Schuppen, der äusserste Überzug des Haares. b. Die äussere Cortical-Substanz, bestehend aus eng aneinander anliegenden parallelen Hornfasern. c. Die innere Cortical-Substanz, bestehend aus vertical parallellaufenden Hornfasern, jedoch kleine, längliche röhrenartige Zwischenräume, Luftzellen, zwischen sich lassend. d. Mark-Substanz mit pigmentirten Zellen. e. Mark-Substanz mit pigmentlosen, oder nur ganz schwach pigmentirten Zellen. f. Feine Wurzel-Ausläufer der Hornfasern.
2. Geschabtes Haar nach Entfernung der äusseren Epithelium-Schuppen.
3. Abschabsel der inneren Cortical-Substanz, röhrenförmige, hie u. da verzweigte Gänge zwischen den Hornfasern zeigend.
4. Die äussere Schuppen-Bekleidung des Haares nach 650facher Linear-Vergrösserung gezeichnet.
5. Die Mark-Substanz eines Barthaares, 650 fach vergrössert.
6. Verschiedene Haar-Durchschnitte.

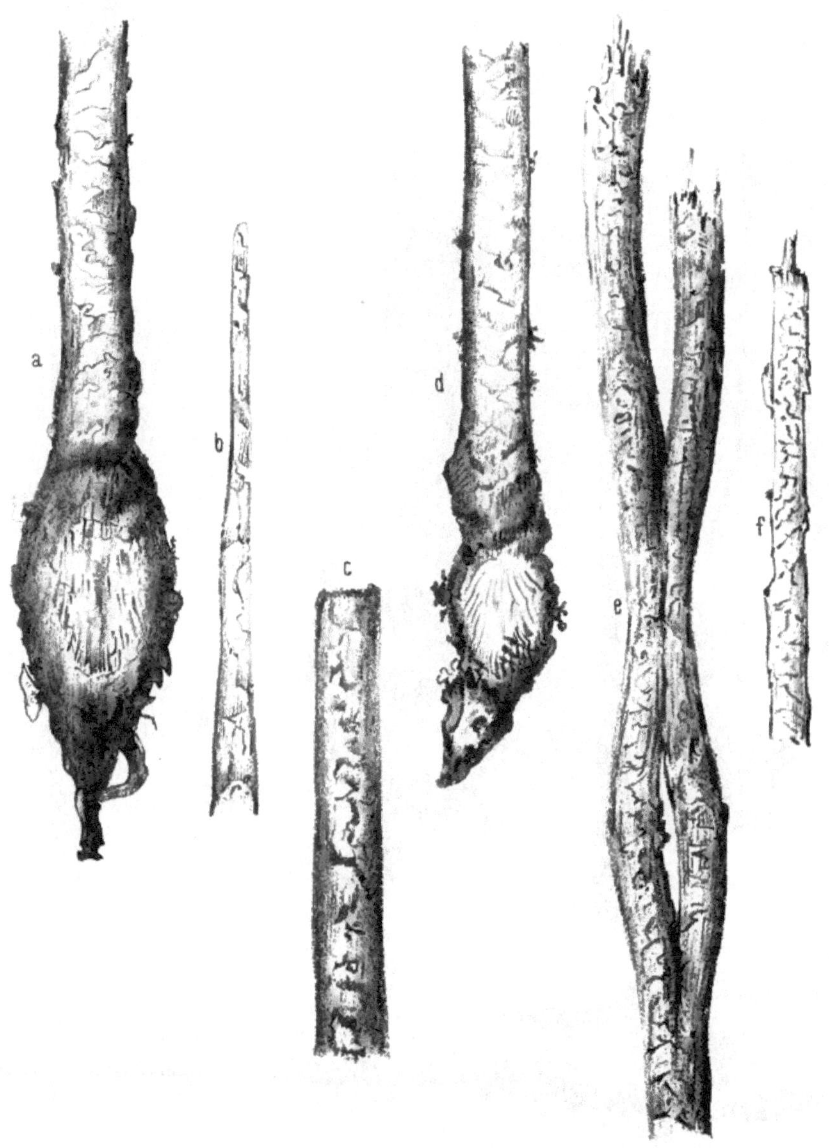

a. Haupthaar eines Mannes. b. Spitze eines seit längerer Zeit nicht verschnittenen Haupthaares. c. Spitze eines vor 8 Tagen verschnittenen Haupthaares.
d. Ausgekämmtes Frauen-Haupthaar. e. dessen Spitze. f. Spitze eines anderen Frauen-Haupthaares.

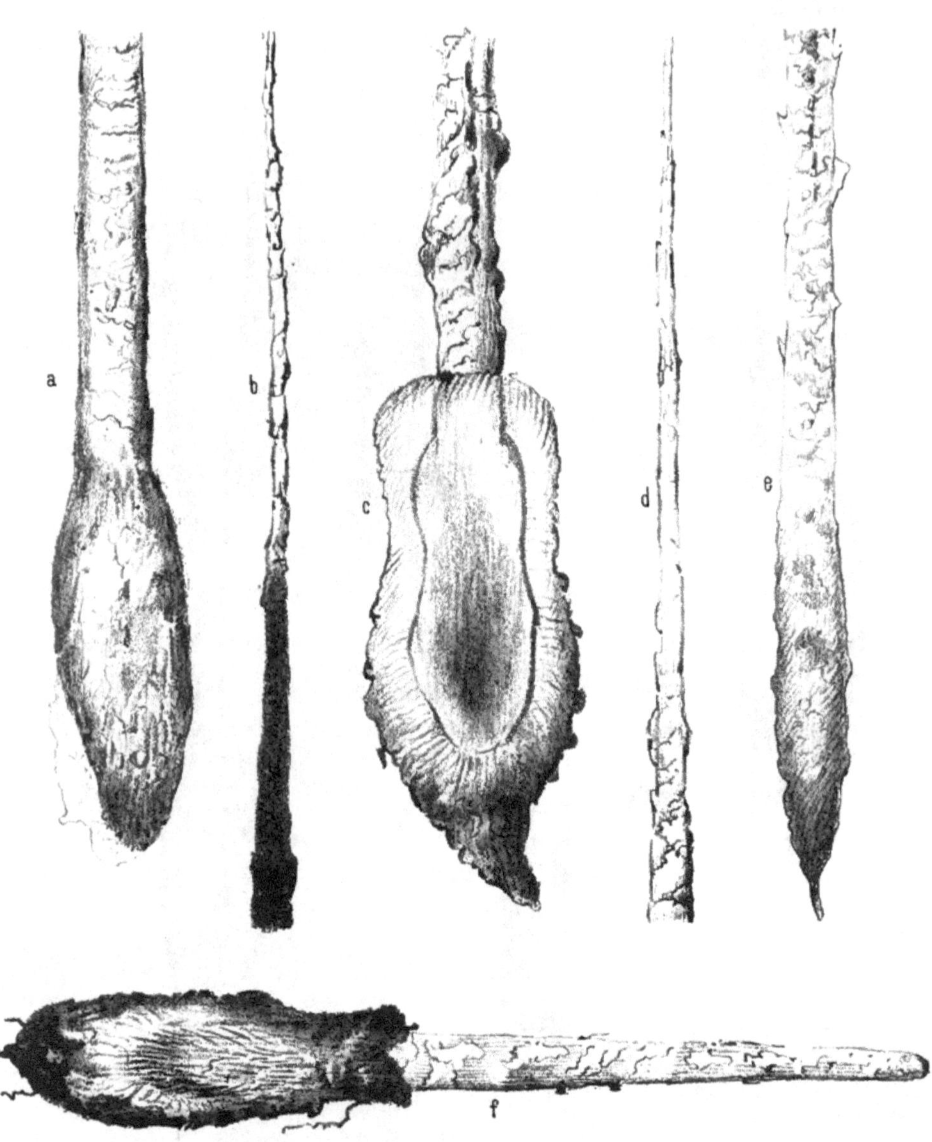

a. Augenbrauen-Haar. b. Dessen Spitze. c. Haar aus der Nase d. Dessen Spitze. e. Augenwimper. f. Härchen aus dem Ohre eines Mannes.

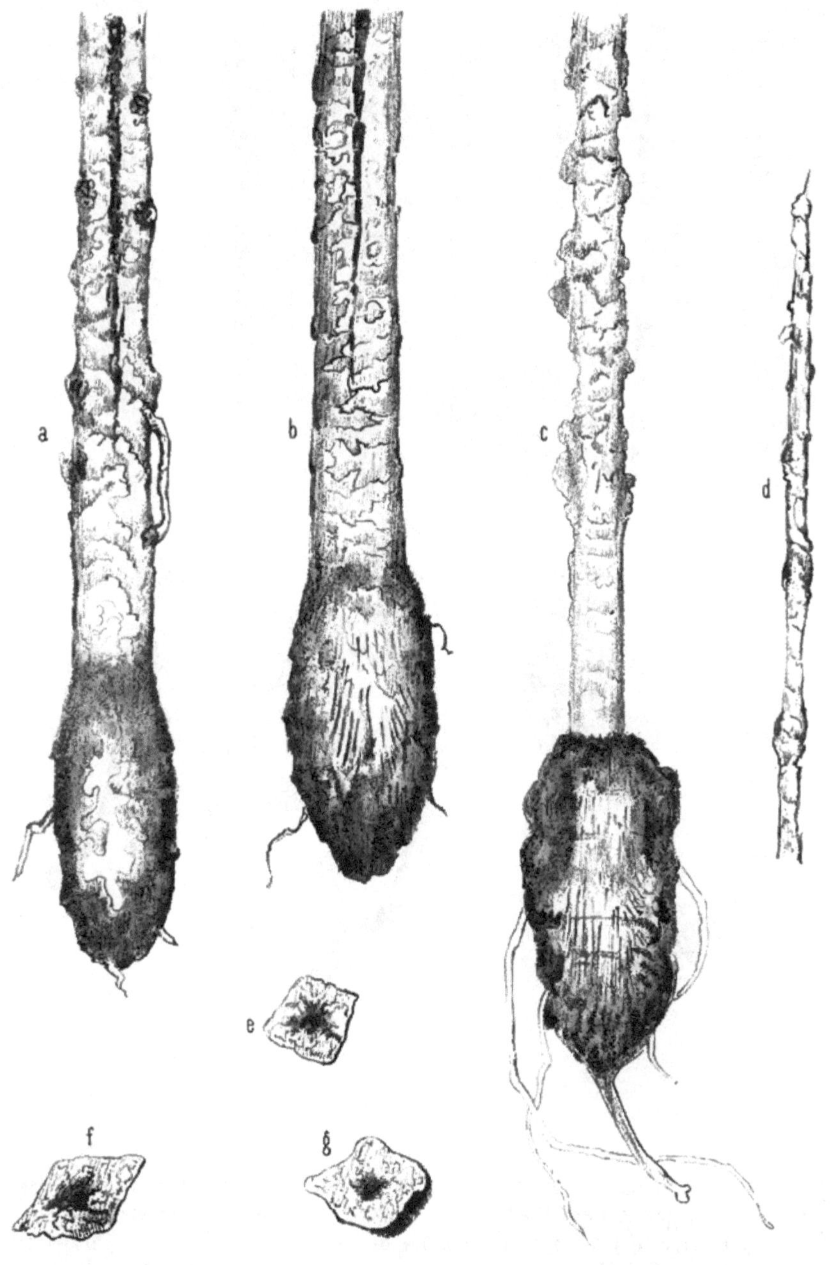

a. Ausgerauftes braunes Backenbarthaar. b. Ausgerauftes braunes Schnurrbarthaar. c. Haar aus der Achselgrube d. Die Spitze des Letzteren
e.f.g. Durchschnitte von einem und demselben Schnurrbarthaare an verschiedenen Stellen.

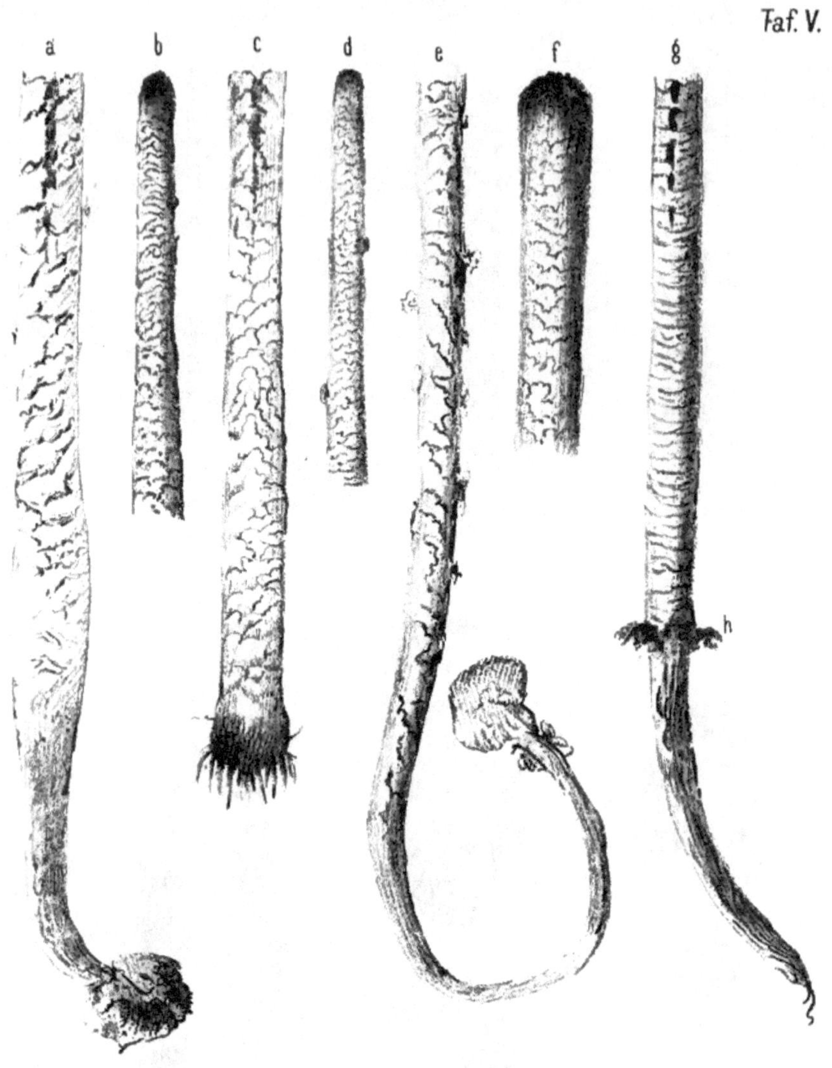

a. Haar vom Handrücken. b. Dessen Spitze. c. Haar von der Dorsalfläche der Hand mit abgerissener Haarzwiebel. Diese Haare sitzen überaus fest.
d. Dessen kolbige Spitze. e. Haar vom Handrücken mit sehr langer Haarzwiebel.
f. Dessen keulenförmige Spitze. Das ganze Haar nimmt von der Wurzel an bis zur Spitze an Dicke zu. g. Desgleichen mit kürzerer Haarzwiebel.
h. Einsatzpunkt der Epidermis.

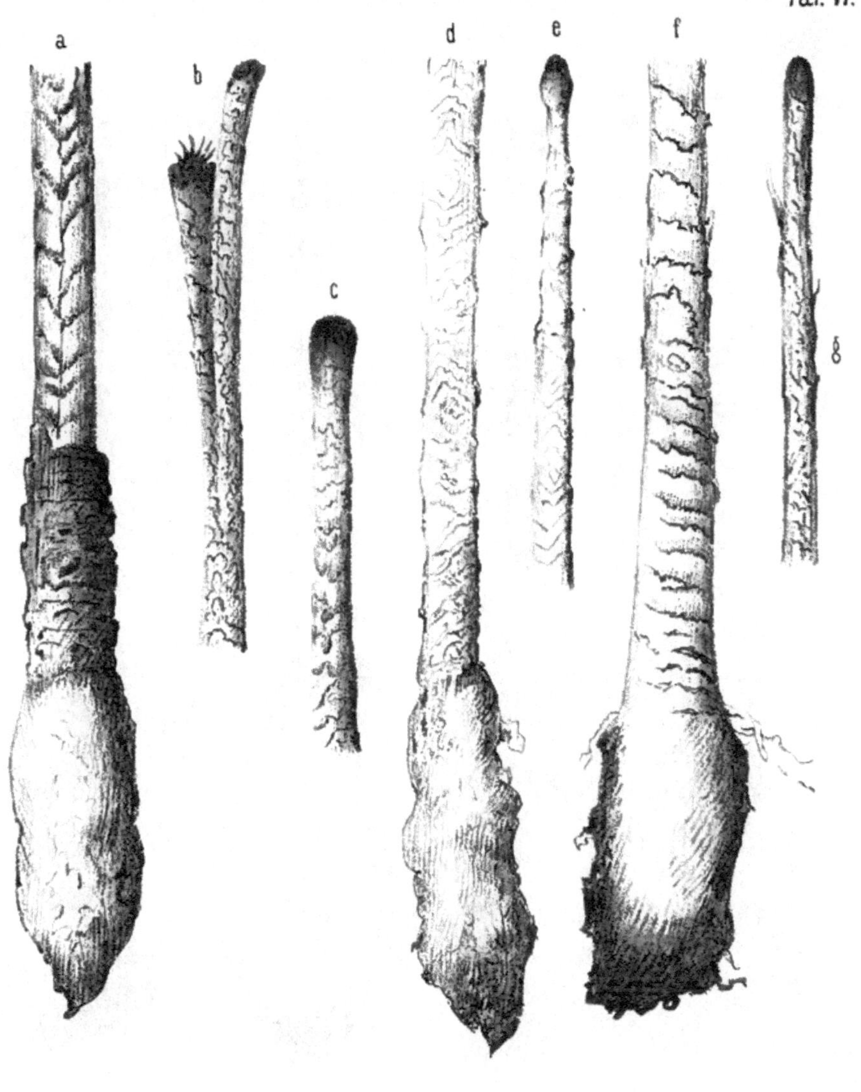

a. Haar vom Vorderarme des Mannes. b. Dessen Spitze. c. Die Spitze eines nach der Ulnarseite zu gewachsenen Haares. d. Haar vom Oberarm eines Mannes. e. Dessen Spitze. f. Haar vom Oberarme eines Mannes nach der inneren Fläche des Armes zu. g. Dessen Spitze.

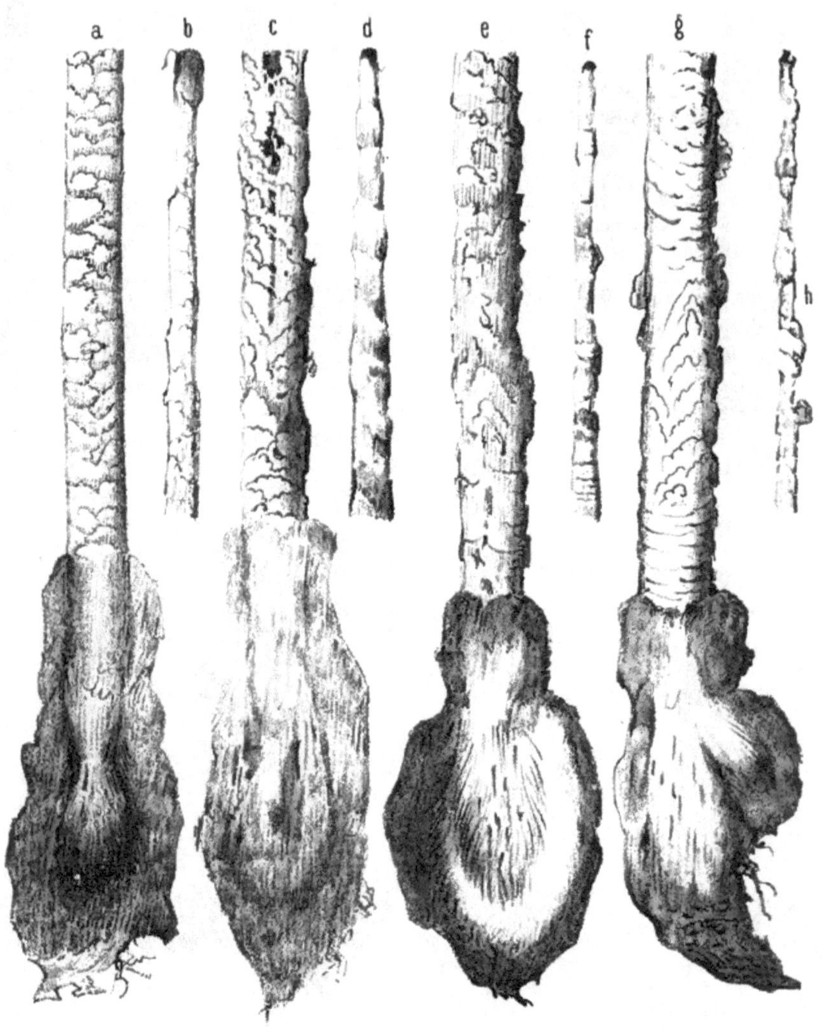

a. Haar von der Schulter des Mannes. b. Dessen Spitze. c. Haar von der Brust. d. Dessen Spitze. e. Haar von der Herzgrube. f. Spitze desselben. g. Haar aus der Umgegend der Brustwarze eines Mannes. h. Spitze dieses Haares.

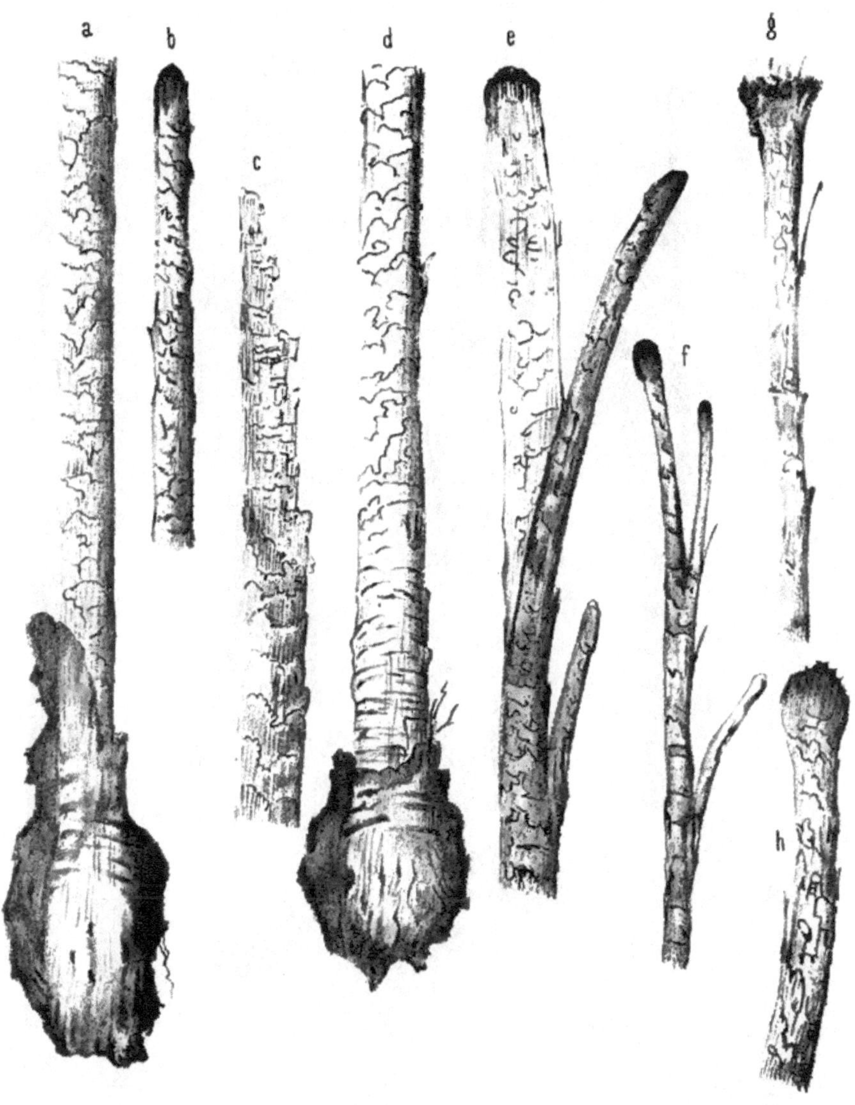

a. Haar aus der Nabelgegend eines Mannes. b. Spitze desselben. c. Abgerissene Spitze eines derartigen Haares. d. Haar vom Oberschenkel eines Mannes. . e-h. Verschiedene Spitzen solcher Haare.

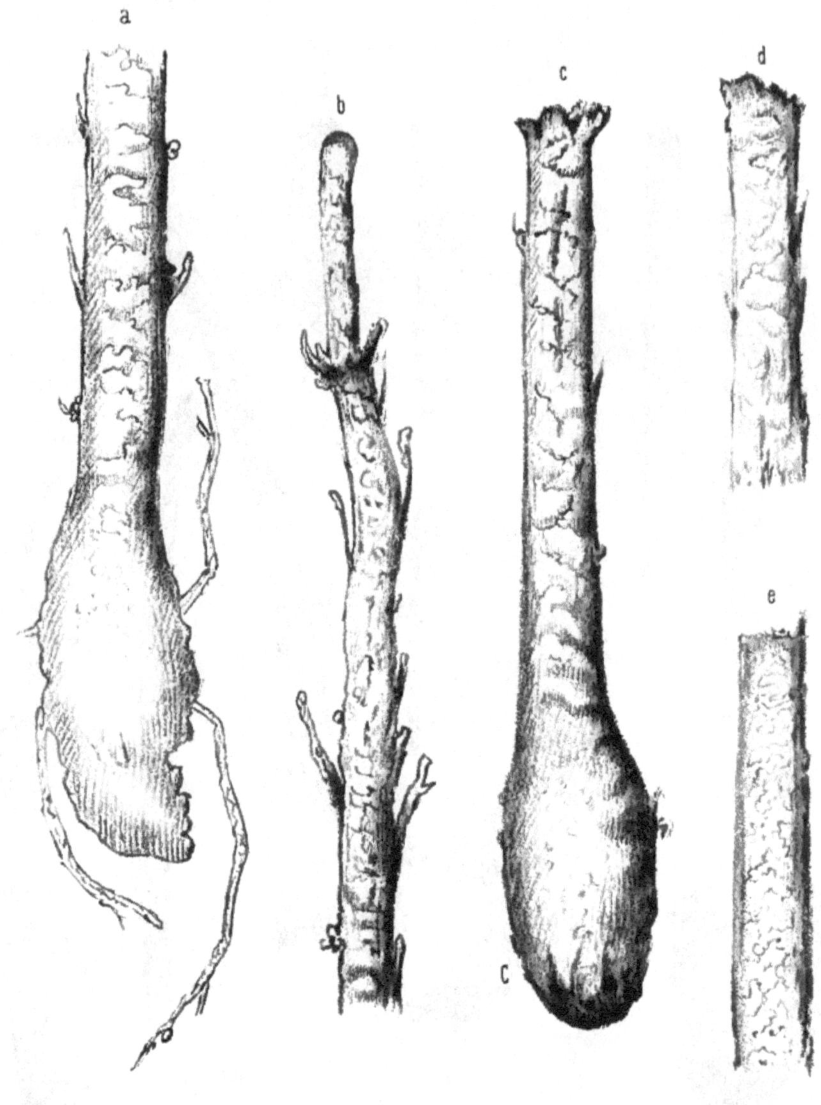

a. Ausgerissenes Schaamhaar eines Mannes. b. Dessen Spitze. C. Ausgefallenes Schaamhaar eines Mannes. c u. d. Scheerenschnittflächen.
e. Rissfläche eines zerissenen Haares.

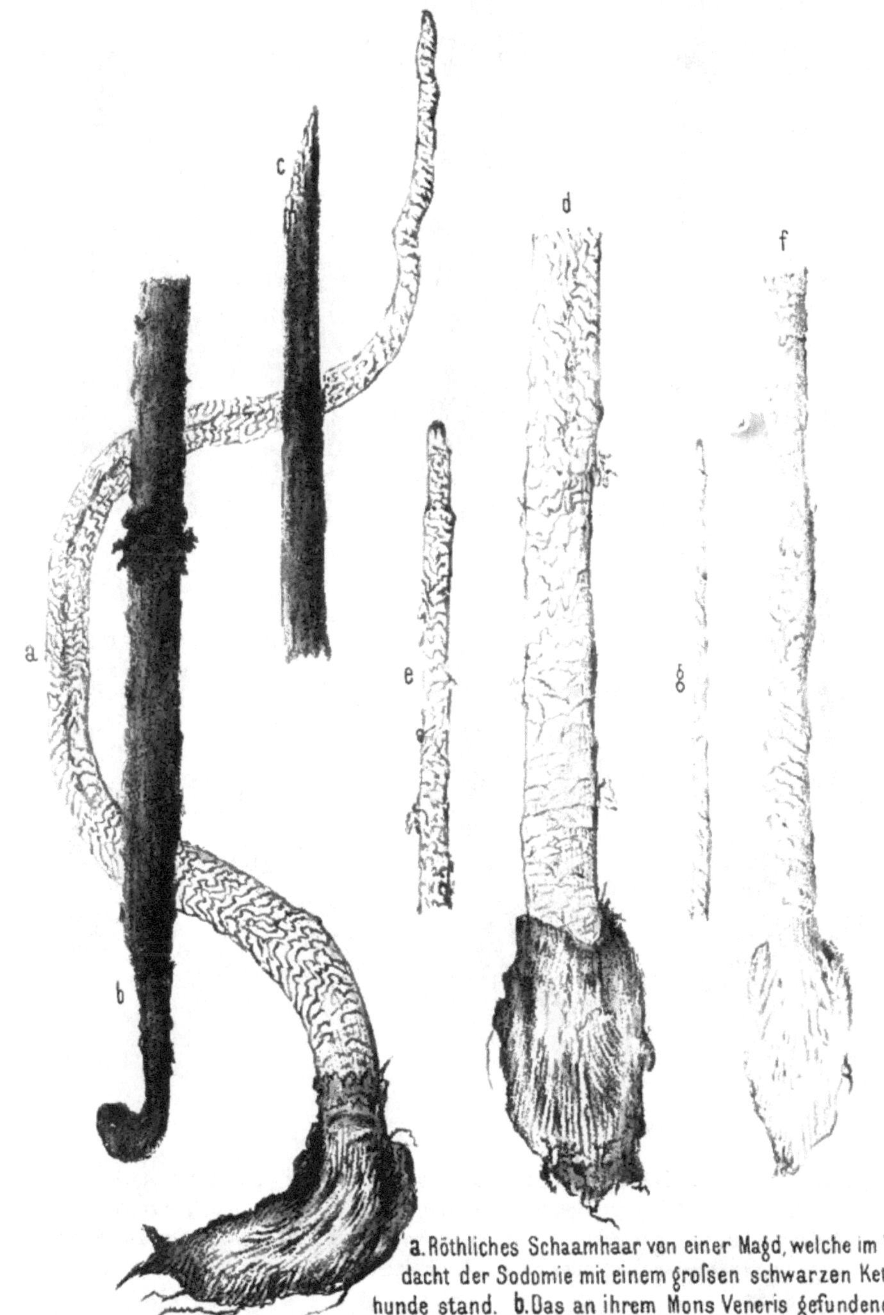

a. Röthliches Schaamhaar von einer Magd, welche im Verdacht der Sodomie mit einem großen schwarzen Kettenhunde stand. b. Das an ihrem Mons Veneris gefundene schwarze Hundshaar. c. Abgerissene Spitze des Letzteren. d. Blondes weibliches Schaamhaar von einer erwachsenen Person. e. Dessen Spitze. f. Feines blondes Schaamhaar von einem vierzehnjährigen wegen angeblich an ihr verübter Nothzucht gerichtsärztlich explorirten Mädchens, das noch in vollkommen jungfräulichem Zustande befunden wurde g. Die zarte Spitze dieses Haares.

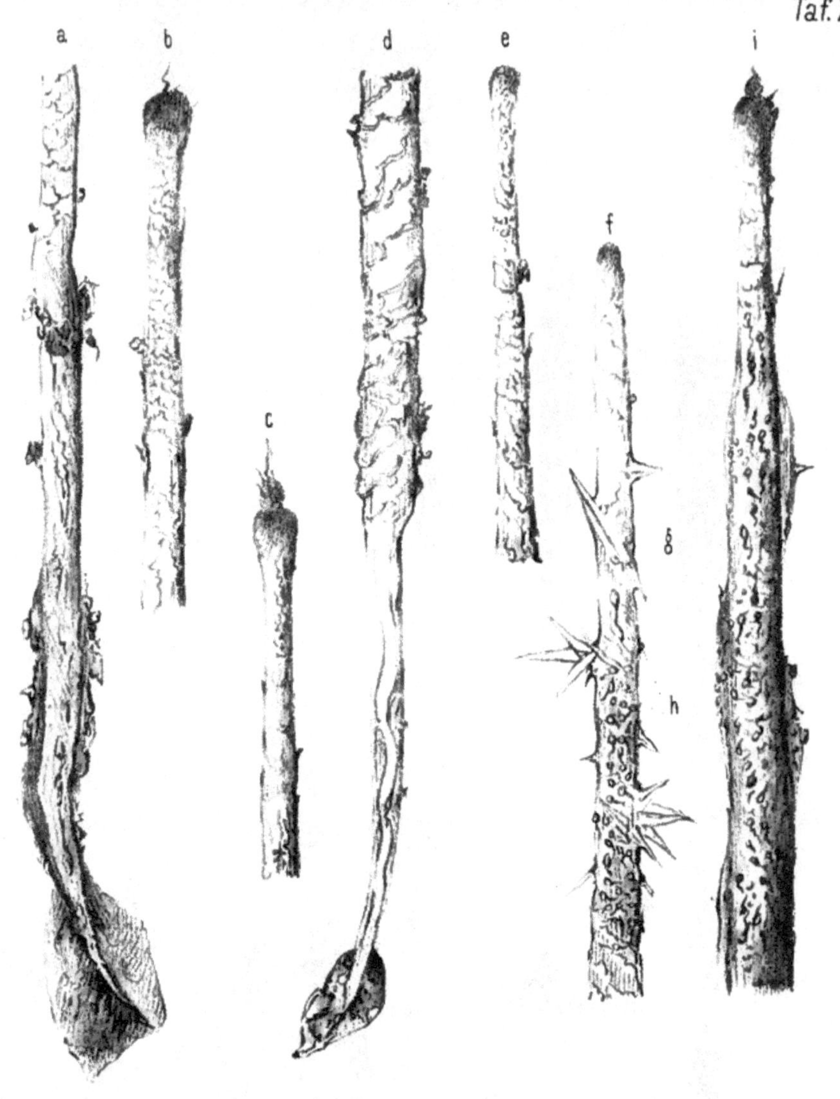

a. Haar aus der Gegend um den After. b u. c. Spitzen davon. d. Ein Stärkeres desgleichen. e. Dessen Spitze. f. Schaamhaar einer Genothzüchtigten, mit Krystallen und getrockneten Saamenfäden besetzt (h). i. Schaamhaar eines genothzüchtigten Mädchens, fast allenthalben mit getrocknetem Saamen bedeckt.

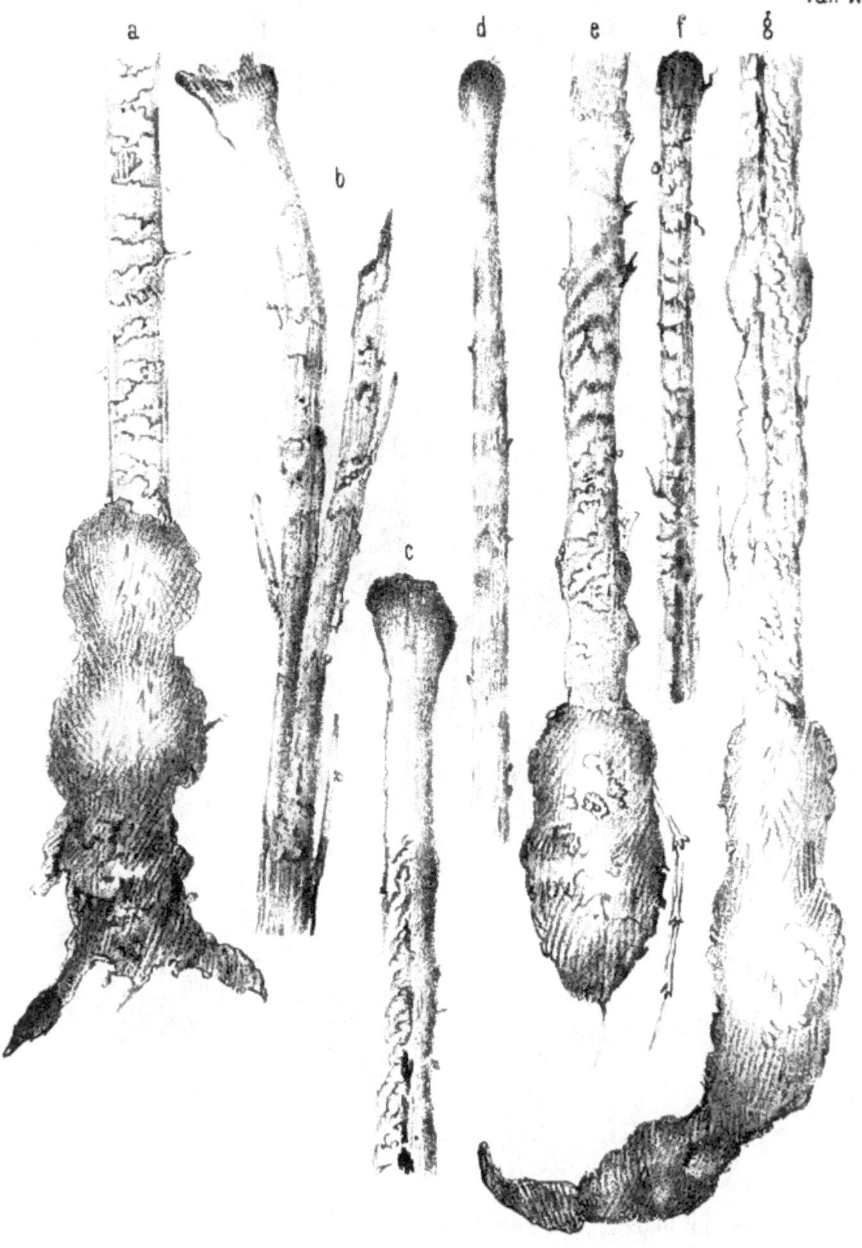

a. Haar vom Perinaeum eines Mannes. b. Spitze desselben. c. Spitze eines anderen desgl. d. Spitze eines feinen Härchens vom Perinaeum. e. Haar vom Scrotum eines jungen Mannes. f. Spitze desselben. g. Haar vom Scrotum eines älteren Mannes. Die Spitze dieses Haares siehe sub c.

Taf. XIII.

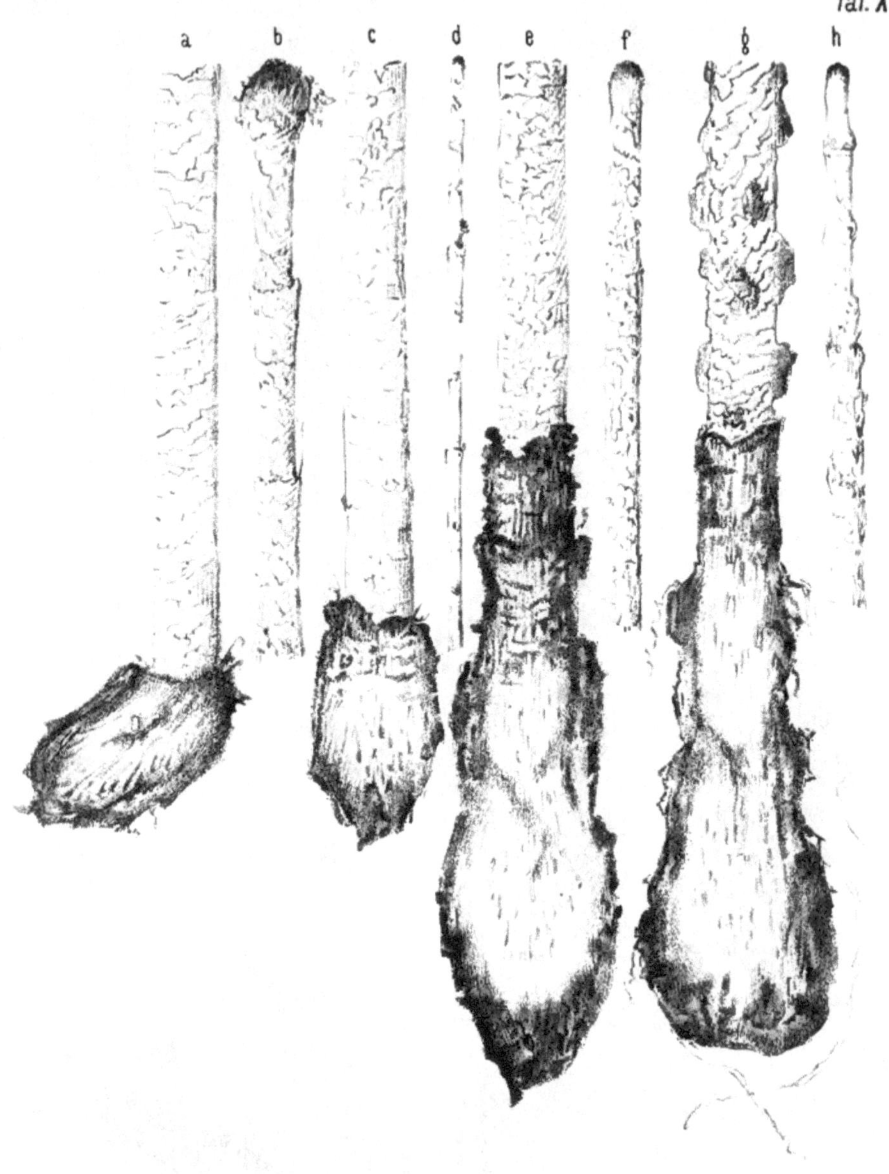

a. Haar vom Unterschenkel eines Mannes unterhalb des Kniees.
b. Dessen Spitze. c. Haar vom Unterschenkel eines Mannes über dem Malleolus internus. d. Dessen Spitze. e. Haar vom Fufsblatt.
f. Dessen Spitze g. Haar von der grofsen Fufszehe eines Mannes.
h. Dessen Spitze.

Taf. XIV.

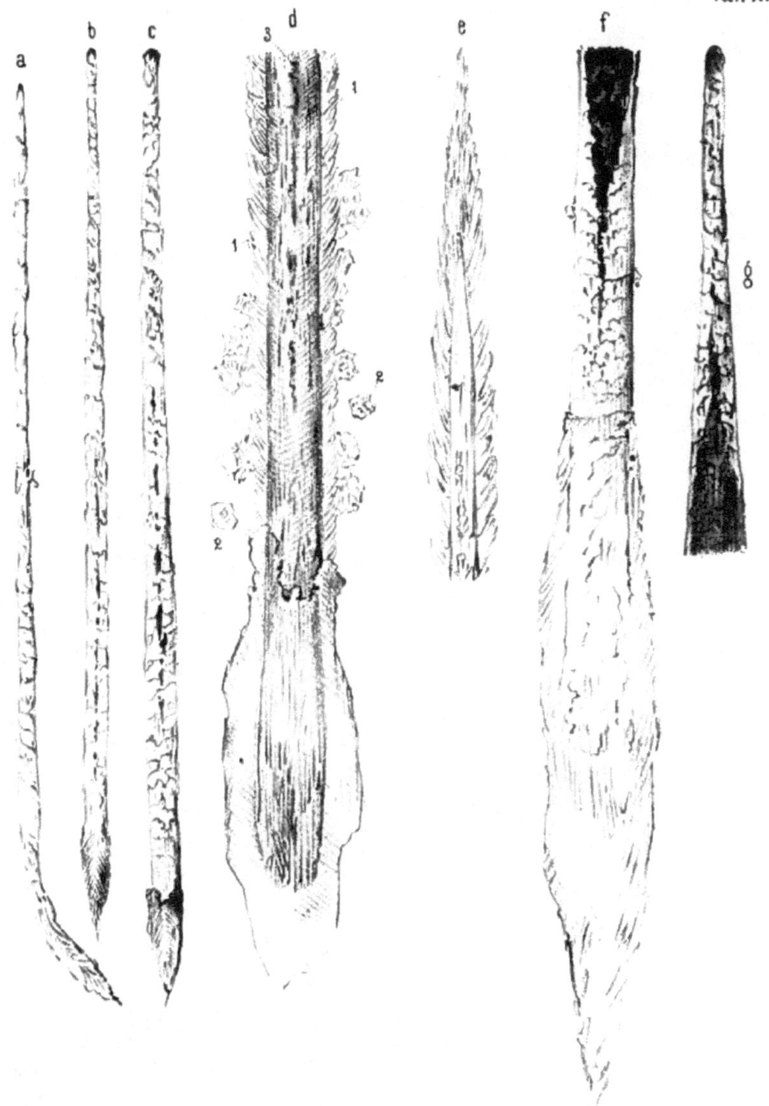

a. Lanugo von dem Arme einer älteren Frau. b. Lanugo von der Oberlippe eines brünetten Mädchens. c. Lanugo von dem Arme eines brünetten Mädchens. d. Braunes Nasenhaar nach zweistündlicher Behandlung mit Chlorwasser. e. Dessen Spitze. 1. Aufgequollene und weiſs gebleichte Epitheliumschicht. Die Lamellen liegen deutlich nach oben übereinander. 2. Abgeweichte Lamelle der Epitheliumschicht. 3. Gebleichte u. ihres Pigments beraubte Mark-Substanz. f. Zur Vergleichung braunes Pferdehaar. g. Dessen Spitze. h. Die sehr breite, pigmentirte Mark-Substanz.

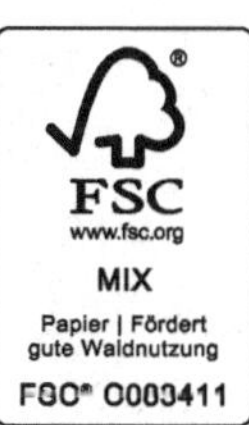

Zeitfracht Medien GmbH
Ferdinand-Jühlke-Straße 7
99095 Erfurt, Deutschland
produktsicherheit@kolibri360.de